KARSTEN FREUND I ANNETTE GUDE
BERND PIEPER

Heilpflanzen in Köln

emons:

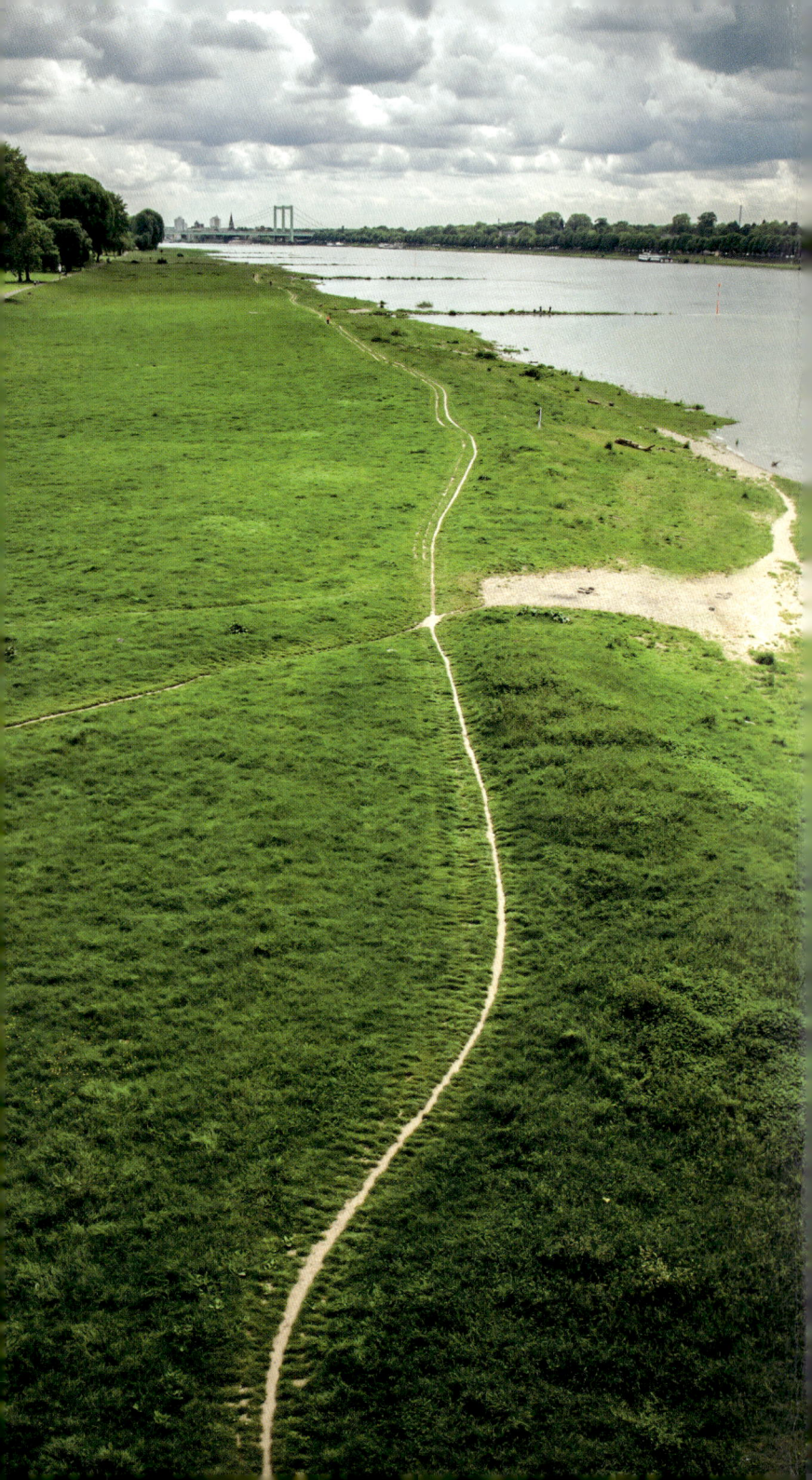

INHALT

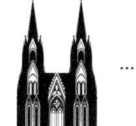

VORWORT

Natur ist die beste Medizin – diese uralte Einsicht erlebt derzeit eine wahre Renaissance. Lange stand es nicht gut um unser Verhältnis zur Natur. Die Bequemlichkeiten der Konsumgesellschaft und das Verdrängen von Naturräumen durch Industrie, Verkehr und Siedlungen führten lange zu einer grundlegenden Entfremdung. Doch nun beginnt man glücklicherweise wieder, sich zu besinnen. Nachhaltigkeit ist der neue Leitgedanke. Wie lebt man nachhaltig, wie komsumiert man nachhaltig, wie kuriert man sich nachhaltig? Die Antwort lautet immer: Möglichst im Einklang mit der Natur. Dies in die Tat umzusetzen ist gar nicht so einfach, zumal in einer Großstadt wie Köln. Doch es gibt praktische Ansätze, wie man sein Verhalten in kleinen Schritten entwickeln und ändern kann. Die Wiederentdeckung der Naturmedizin – wissenschaftlich Phytotherapie genannt – zählt sicherlich zu dieser Bewegung.

Für jedes Wehwehchen gibt es eine Pille aus der Apotheke. Aber ist das auch immer die beste Wahl? Zweifellos ist die industriell hergestellte Medizin bei ernsthaften Erkrankungen unverzichtbar, ebenso wie der Besuch beim Schulmediziner. Doch es gibt unzählige leichte Beschwerden, für die unsere Naturapotheke gut verträgliche und sehr wirksame natürliche Heilmittel bereithält. Und zudem profitieren wir heute auch in der Naturheilkunde von den Erkenntnissen der modernen Wissenschaft, die zahlreiche

Irrtümer der Volksmedizin offengelegt und gleichzeitig vieles aus der überlieferten Pflanzenheilkunde wissenschaftlich bestätigt hat. Auch die Schulmedizin besteht heute nicht mehr so wie früher auf einem strikten Entweder-oder, sondern lässt zunehmend auch alternative Heilmethoden wie z. B. die Traditionelle Chinesische Medizin (TCM) gelten.

Die Naturmedizin erlebt eine Renaissance, und das ist keiner Nostalgie zuzuschreiben, sondern ihrem hohen Nutzen. Sicher, die meisten pflanzlichen Wirkstoffe sind auch synthetisiert und isoliert in der Apotheke erhältlich. Aber im Gegensatz zur industriell gefertigten Medizin bettet die Naturmedizin den erwünschten Wirkstoff ein in ein Gemisch aus Stoffen, die oftmals für eine bessere Verträglichkeit sorgen.

Doch es sollte beim Thema Heilpflanzen und Naturheilkunde nicht allein um den Ertrag gehen.

Wie anfangs erwähnt, ist eine Wiederentdeckung der Natur das Entscheidende. Dazu zählt auch der Respekt vor der und für die Natur. Das sollte keine romantische Verklärung sein, denn wer die Natur nutzen möchte, muss auch um die Gefahren wissen. Viele Heilpflanzen sind sowohl heilwirksam als auch giftig, je nach Anwendungform oder Dosis. Manche Heilpflanze mit langer Tradition wird heute nicht mehr verwendet, weil man ihre Giftigkeit erst spät erkannt hat.

Die Natur wirkt auf uns nicht nur, wenn wir pflanzliche Mittel einnehmen. Schon der bloße Aufenthalt im Grünen ist bereits heilwirksam. Das ist der positive Nebeneffekt der Renaissance der Pflanzenheilkunde: Wer sich zu einer Heilkräuterwanderung aufmacht, tut seinem Körper und seiner Seele etwas essenziell Gutes, auch wenn er keinen Ertrag mit nach Hause bringt. Und selbst in einer Großstadt wie Köln (und um sie herum) finden sich zahlreiche Gärten, Brachen und Naturoasen, in denen auch der Städter seinen Blick schulen kann für die Schönheit der Natur, die wir im Alltag meist übersehen. Der Weg ist oft gar nicht so weit, wie wir denken.

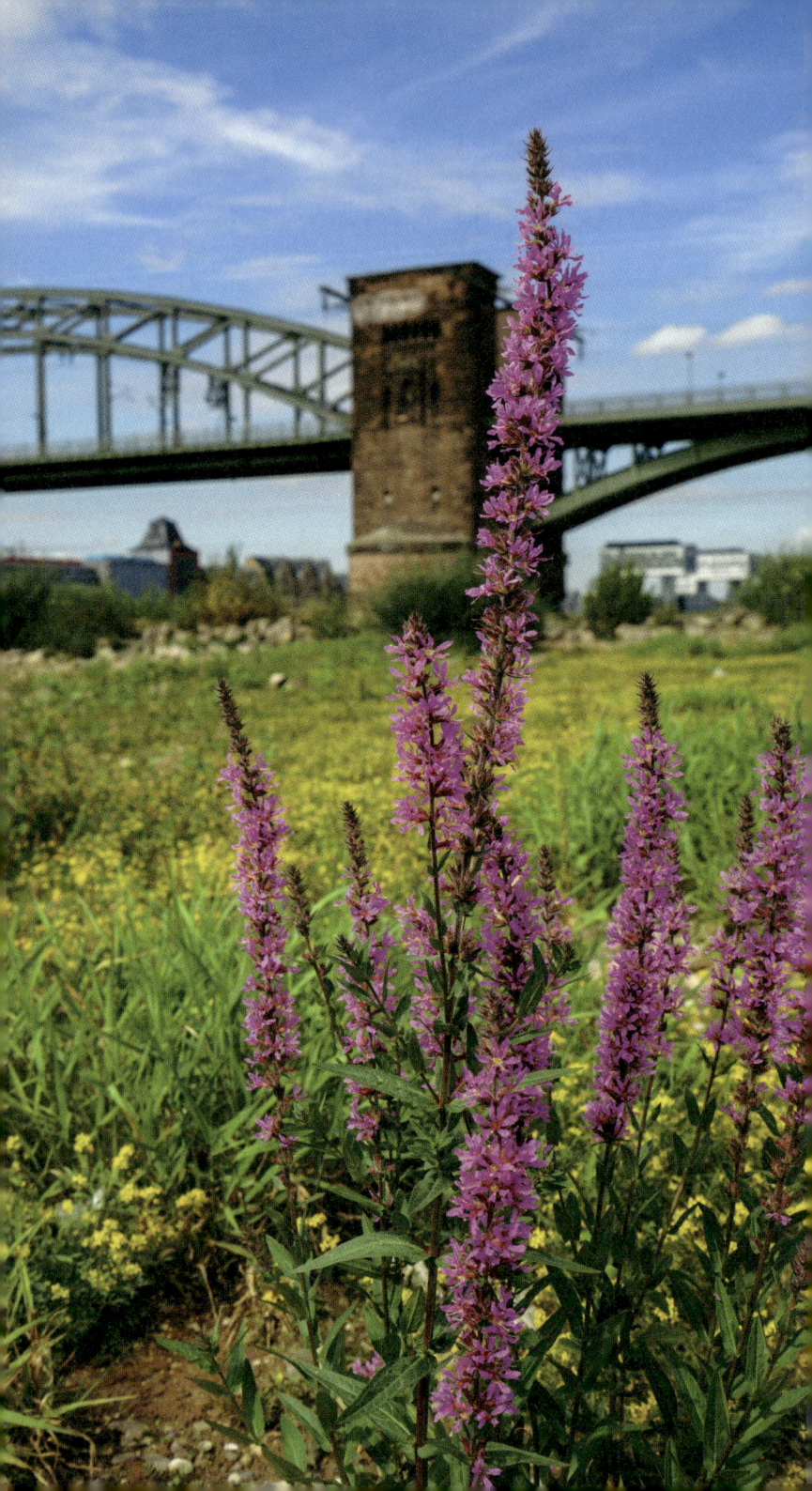

GROSSSTADT UND PFLANZENMEER

Wer an Köln denkt, denkt zuerst an den Dom. Dann kommt der Karneval, vielleicht noch der FC mit seinem Geißbock und den unverdrossen optimistischen Fans. Köln gilt für viele als die Heimstatt des liebenswerten Chaos, frei nach dem kölschen Motto „Et hätt noch immer joot jejange". Auch deswegen lieben die Kölner ihre Stadt und ihre Natur.

Köln hat hier auch einiges zu bieten. Der Anteil öffentlicher Grünflächen am Stadtgebiet liegt bei knapp 12 Prozent, der Waldanteil – mit einer Fläche von rund 6000 Hektar – bei etwa 15 Prozent. Hinzu kommt ein ausgesprochen „grünes Umfeld" mit artenreichen Naturschutzgebieten wie der Wahner Heide oder dem Königsforst, das mit rund 3000 Hektar größte zusammenhängende Waldgebiet auf der Bergischen Heideterrasse.

Eine Heimat für Menschen und Pflanzen

Selbst die dicht bebaute Innenstadt hat ihre Oasen. Einige davon liegen auf dem nach dem Ersten Weltkrieg angelegten Inneren Grüngürtel zwischen dem Rheinufer in Köln-Riehl und der Luxemburger Straße. Hier, entlang der ehemaligen Stadtbefestigung, sollte sich nach Ansicht des früheren Kölner Oberbürgermeisters und

Wertvolle Biotope inmitten
der Großstadt

späteren Bundeskanzlers Konrad Adenauer entscheiden, „ob Köln dereinst eine riesige Steinwüste wird oder aber eine Stadt, deren Bewohner ein menschenwürdiges Dasein führen können". Letzteres würden die meisten Kölner heute uneingeschränkt bejahen. Bis heute sind die Flächen des Grüngürtels weitgehend unbebaut, allerdings immer wieder von Straßen oder Bahngleisen zerschnitten und daher stark zerstückelt.

In Zusammenarbeit mit dem Amt für Landschaftspflege und Grünflächen legt der NABU Köln auf bislang eher monotonen Rasenflächen in Kölner Stadtparks neue, artenreiche „Stadtwiesen" an. Wo vorher Zuchtformen wie Weidelgras oder Schwingel wuchsen, gedeihen jetzt mehr als 70 Wildgräser und -kräuter. Auf einer Fläche von rund 7000 Quadratmetern – die in den nächsten Jahren ausgebaut werden soll – wurden mit zertifiziertem regionalen Saatgut etwa 40 Pflanzenarten der Mähwiesen ausgesät. Acker-Witwenblume, Hornklee und Wiesen-Flockenblume erfreuen nicht nur das Auge der Spaziergänger, sondern sind auch bei Schmetterlingen sehr beliebte Nektarlieferanten.

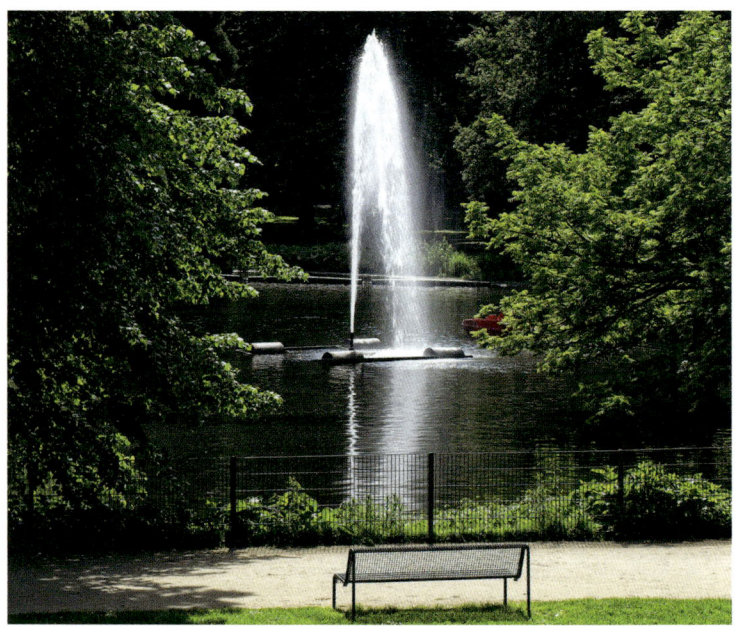

Stadtparks wie der Volksgarten sind zwar nicht so artenreich wie natürliche Landschaften, aber sie sind dennoch wichtige innerstädtische Biotope.

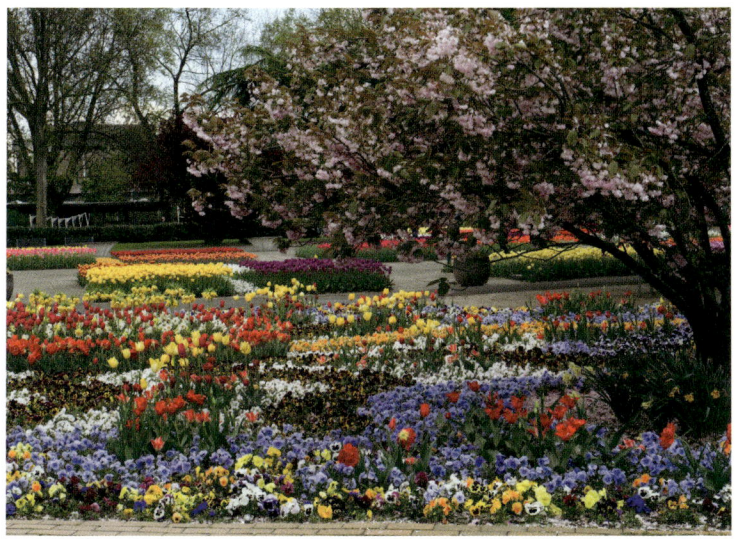

Für Anfänger eignen sich auch Rabatte mit Zierpflanzen um das Pflanzenbestimmen zu lernen.

Innerstädtische Kleinode

Im Sommerhalbjahr treffen sich die Kölner gerne im Stadtgarten neben dem Westbahnhof. In den ältesten Bäumen des bereits zum Ende des 19. Jahrhunderts angelegten Parks brüten Spechte, in der Abenddämmerung gehen Fledermäuse auf die Jagd. Eine besondere Attraktion im Stadtgarten sind die exotischen Halsbandsittiche, die in den 1960er-Jahren aus einem Zoo ausgebüxt sein sollen und seither Teile des Rheinlands erobert haben.

Die Halsbandsittiche trifft man auch auf dem Melaten-Friedhof. 1810 ließen die Kölner Stadtväter außerhalb der damaligen Stadtmauern eine parkähnliche Friedhofsanlage errichten. Unter der Anleitung des klassizistischen Gartenarchitekten Maximilian Friedrich Weyhe wurden ab 1826 die breiten Hauptwege mit Platanen, die Seitenpfade mit Linden, Rosenstöcken und Lebensbäumen bepflanzt. Im Verlauf der Jahre ergänzten unter anderem Ahorne, Birken und Trauerulmen den Baumbestand, der heute mit Blätterrauschen und Vogelgesang den Lärm der umgebenden Großstadt außen vor lässt. Mehr als 40 Vogelarten leben auf Melaten, der letzten Ruhestätte vieler prominenter Kölner.

Gärten und Wälder

Der Stadtwald im Kölner Westen ist so weitläufig, dass auch an warmen Sommertagen Sportler, Spaziergänger und andere Erholungssuchende ausreichend Platz finden. Die große Wiese mit ihren alten Bäumen ist der ideale Ort für ein ausgedehntes Picknick, und vor allem die Kinder kommen im angeschlossenen Lindenthaler Tierpark, der Heimat von Damwild, Eseln, Ziegen und anderen Nutztieren, voll auf ihre Kosten. Im Süden Kölns, im Stadtteil Rodenkirchen, lässt sich im Forstbotanischen Garten zwischen Pflanzen aus aller Herren Länder trefflich flanieren. Direkt angeschlossen ist der in den 1980er-Jahren angelegte Friedenswald mit Bäumen und Sträuchern aus allen Staaten, zu denen die Bundesrepublik seinerzeit diplomatische Beziehungen pflegte.

Als älteste Grünanlage Kölns gilt die 1864 eingeweihte Flora, ein botanischer Garten in unmittelbarer Nachbarschaft zum Zoo. In verwinkelten Gärten, an romantischen Teichen und unter alten Bäumen scheint die Zeit stehengeblieben zu sein. Ein bezaubernder Ort, wo in Schaugewächshäusern mehr als 5000 Pflanzen aus Tropen, Wüsten und Subtropen gedeihen. Im Nordosten der Stadt, zwischen Leverkusen und Bergisch Gladbach, liegt der Dünnwalder Wald mit einem gut ausgebauten Netz an Wanderwegen und einem Tierpark mit heimischen Tierarten. Nebenan, im Naturschutzgebiet Thielenbruch, wechseln sich auf engstem Raum trockene und nasse Flächen ab und bieten hoch spezialisierten Arten wie der Helm-Azurjungfer oder dem Breitblättrigen Wollgras Lebensraum.

Die Bergische Heideterrasse mit Wahner Heide ...

Der Thielenbruch ist ein Bestandteil der Bergischen Heideterrasse, einem nur wenige Kilometer breiten und rund 80 Kilometer langen Landschaftsband zwischen Duisburg und Siegburg mit mehr als 25 Naturschutzgebieten. Heideflächen, sumpfige Wälder, Feuchtwiesen und kleine Weiher auf überwiegend nährstoffarmen Böden sind die Heimat gefährdeter Tier- und Pflanzenarten, wie etwa Glockenheide, Sonnentau oder Zauneidechse. Den südlichsten

*Öffentliche Grünflächen machen
12 Prozent des Stadtgebiets aus.*

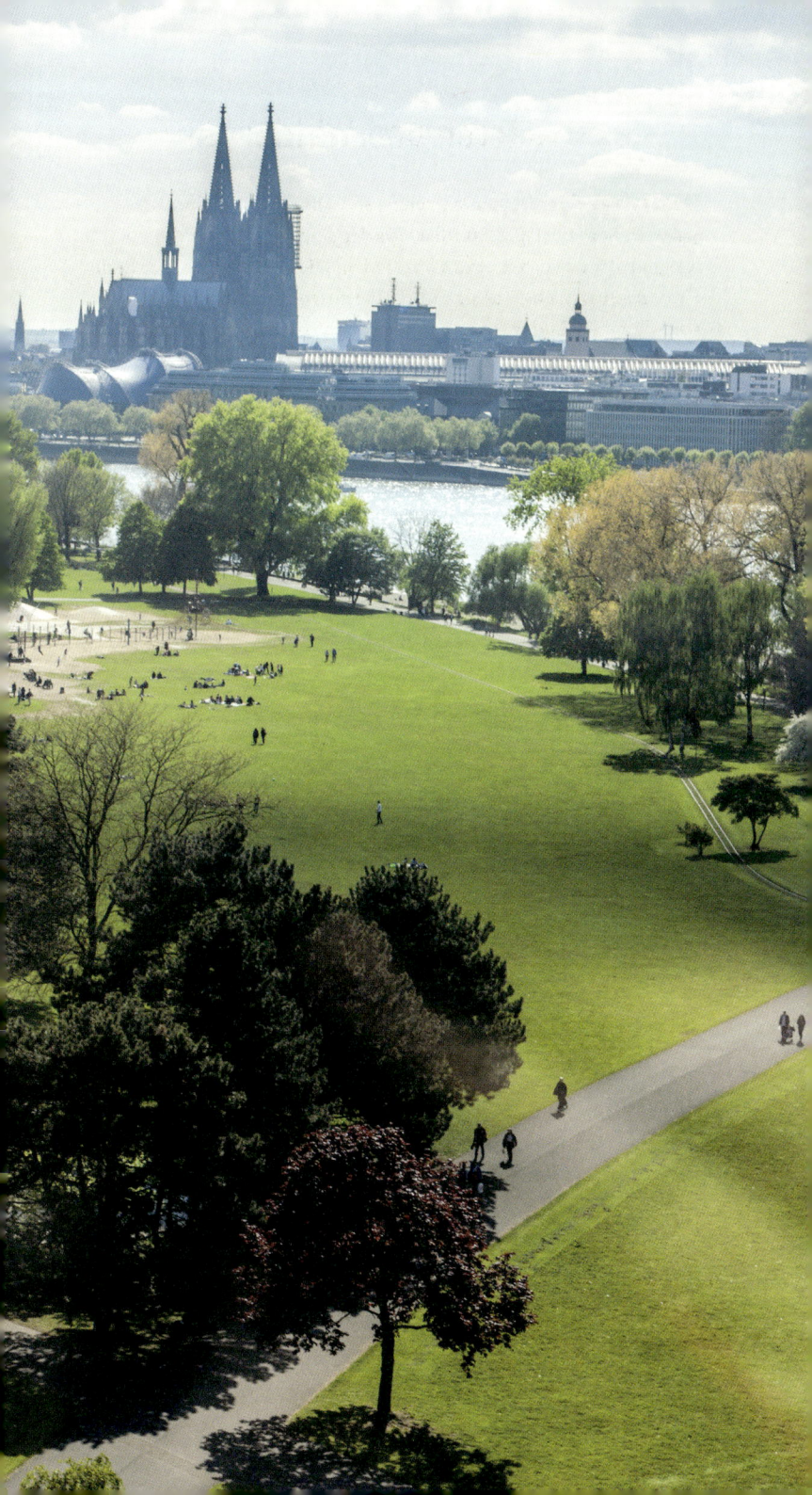

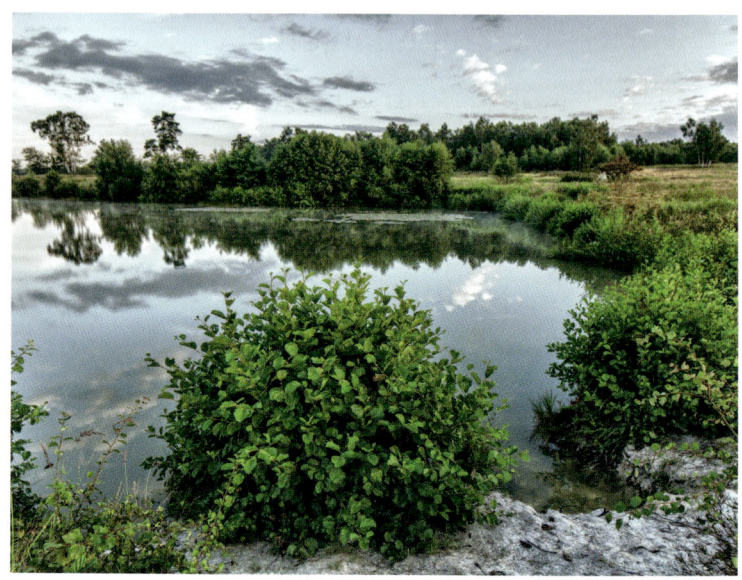

Die Wahner Heide zählt zu den artenreichsten Naturschutzgebieten in NRW.

Ausläufer der Bergischen Heidetrasse bilden die Wahner Heide und der Königsforst im Osten von Köln – zusammen stellen beide einen der größten und artenreichsten Naturschutzkomplexe in Nordrhein-Westfalen dar.

Bis zum Jahr 2004 wurde die Wahner Heide militärisch genutzt. Wie oft auf solchen Flächen entwickelte sich auch hier eine bemerkenswerte Vielfalt, unter anderem mit rund 700 Tieren und Pflanzen, die auf den Roten Listen der gefährdeten oder sogar vom Aussterben bedrohten Arten stehen. Wo auf höher gelegenen Flächen das Wasser rasch versickert, wachsen Trockenrasen, Heideflächen sowie Kiefer- und Eichenwälder. In den Senken staut sich das Wasser und bildet kleine Heidemoore, Moor- oder Auwälder.

Auf den sandigen Binnendünen blüht im Spätsommer violett das Heidekraut. Hier fühlen sich seltene Vogelarten wie die Heidelerche, der Neuntöter und das Schwarzkehlchen wohl und hier macht die Schlingnatter Jagd auf Zauneidechse und Blindschleiche. Amphibien wie Kreuzkröte und Gelbbauchunke benötigen zum Laichen kleine, sonnenbeschienene und nährstoffarme Tümpel, wie sie in der Wahner Heide einst durch regelmäßigen Panzerbetrieb entstanden und jetzt teilweise durch menschliche Pflegemaßnahmen erhalten werden.

... und Königsforst

Nördlich der Wahner Heide liegt der Königsforst. Das geschlossene Waldgebiet mit teilweise alten Buchen- und Eichenmischbeständen ist das ideale Revier für Spechtarten wie den Grau-, Mittel- oder Schwarzspecht. Auf den einstigen Waldflächen, wo nach der Zerstörung durch den Orkan „Kyrill" im Jahr 2007 heute neues Leben entsteht, hat sich der in Nordrhein-Westfalen gefährdete Baumpieper niedergelassen. Die versteckt lebende Waldschnepfe wird kaum jemand zu Gesicht bekommen.

In den sandigen, teilweise naturnahen und von Erlen gesäumten Bachläufen wurden seltene Fischarten wie Schmerle und Groppe nachgewiesen. Selbst der vom Verschwinden bedrohte Edelkrebs bewohnt noch einige Fließgewässer im Königsforst. Von den einstigen Heide- und Waldmooren sind leider nur noch Spuren vorhanden. Das vielerorts feuchte Terrain sorgt jedoch dafür, dass 15 Amphibien- und Reptilienarten, darunter Feuersalamander, Bergmolch und Geburtshelferkröte, noch an manchen Stellen im Königsforst anzutreffen sind. Im nordwestlichen Teil des Königsforsts befindet sich ein rund 50 Hektar großes Wildgehege.

Auf dem Villerücken

Rund 15 Kilometer westlich von Köln, auf dem nordöstlichen Rücken der Braunkohleregion Ville, bildet der Königsdorfer Forst den größten zusammenhängenden Laubwald aus Buchen und Eichen auf unverritztem, also vom Braunkohleabbau verschonten Boden. Trotz eines relativ dichten Wegenetzes garantiert der Königsdorfer Forst ein beeindruckendes Naturerlebnis. Besonders schön und still, mit Ausnahme des Vogelkonzerts, ist es in den frühen Morgenstunden, wenn lediglich einige Jogger im Wald unterwegs sind.

Die alten Baumbestände mit einem teilweise hohen Totholzanteil sind der ideale Lebensraum für höhlenbrütende Vögel, Fledermäuse und zahllose Käfer. Die Feuchtgebiete, die sich auf dem Gebiet der alten, durch Dämme voneinander getrennten Klosterteiche und an weiteren Stellen im Wald gebildet haben, beherbergen mit ihren teilweise ausgedehnten Seggenbeständen seltene Amphibien wie Fadenmolch und Feuersalamander. Rund um die früheren Klosterteiche hat sich – an manchen Stellen nicht trittfester – Bruchwald mit Schwarzerle und Moorbirke entwickelt. Von der Glessener Höhe im Norden des Königsdorfer Forsts hat man einen wunderbaren Ausblick.

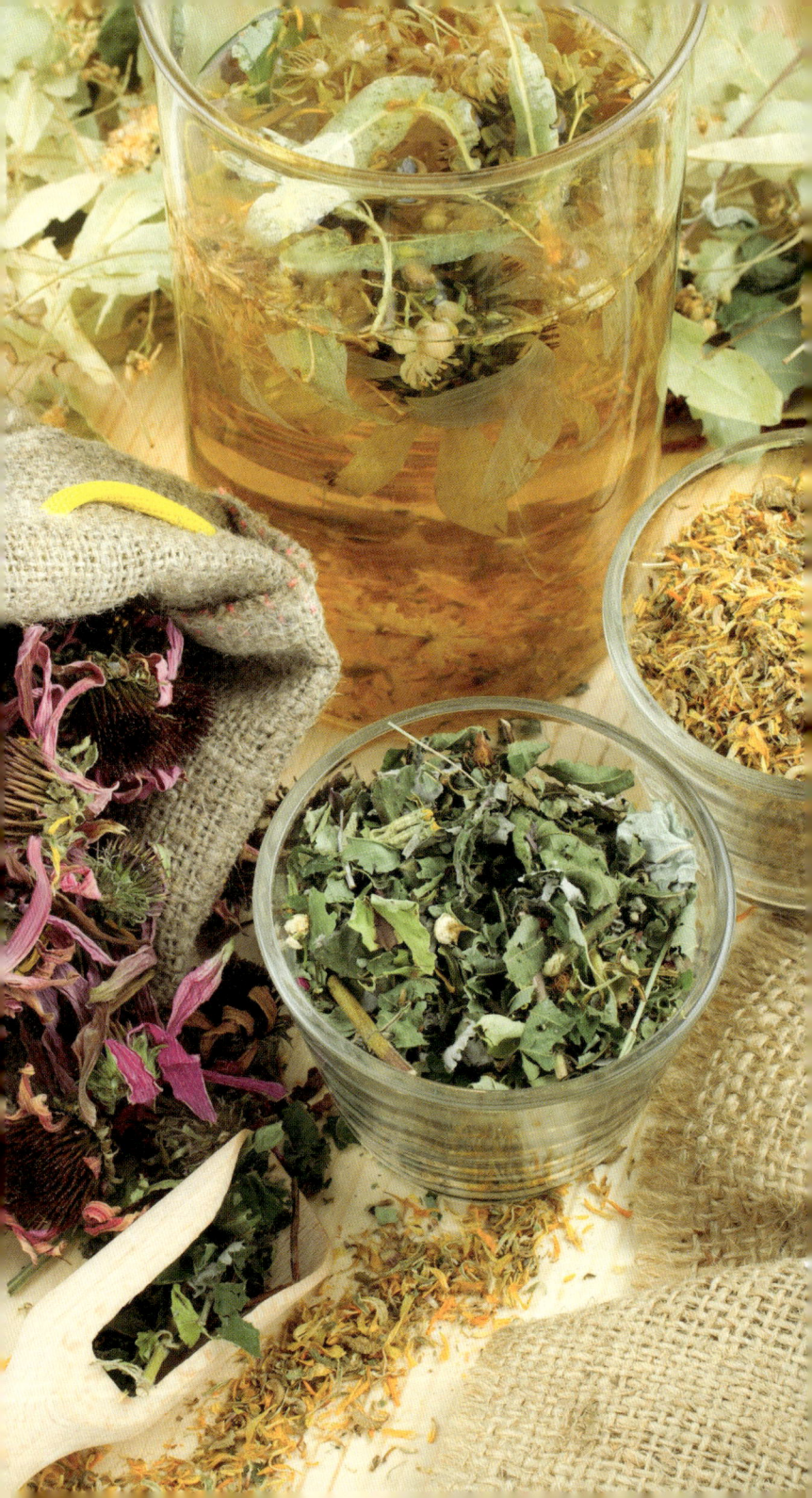

»In der Naturheilkunde geht man individuell auf die Menschen ein«

Im Gespräch mit der Heilpraktikerin und Heilpflanzenexpertin Annette Gude

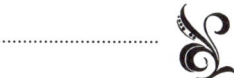

Annette Gude studierte eigentlich Wirtschaftswissenschaften. Doch dann folgte sie ihrer Begeisterung für die Naturheilkunde und heute führt sie eine naturheilkundliche Praxis mit Schwerpunkt TCM in Köln. Ihre praktischen Erfahrungen in der Heilkräuterkunde gibt sie im Rahmen von Vorträgen und Workshops weiter.

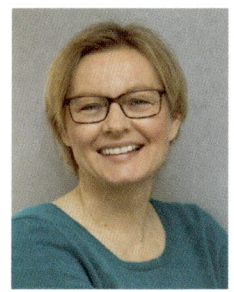

Sie betreiben eine Naturheilpraxis, in der sie – unter anderem – auch Heilkräutertherapie anbieten und anwenden. Könnten Sie kurz erzählen, wie Sie zur Phytotherapie gekommen sind? Was hat Ihr Interesse an der Heilwirkung von Pflanzen geweckt, was hat Sie von ihrer Wirksamkeit überzeugt?
Schon meine Mutter hatte ein Faible für naturheilkundliche Verfahren. Antibiotika waren bei uns nur selten in Gebrauch. Meine Geschwister und ich sind mit Heilkräutern und Homöopathie groß geworden. So war ich schon früh von der Wirksamkeit der Heilpflanzen überzeugt.

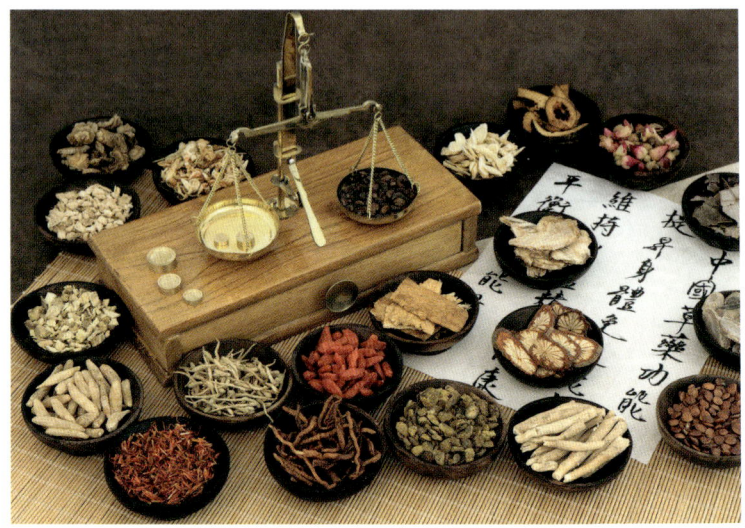

Die Traditionelle Chinesische Medizin (TCM) hat durchaus Gemeinsamkeiten mit der europäischen Kräutermedizin.

Könnten Sie kurz erklären, worin sich die Naturheilkunde von der Schulmedizin unterscheidet?

In der Naturheilkunde geht man individuell auf die Menschen ein. Symptome werden nicht unterdrückt, sondern werden als wichtiger Hinweis des Körpers verstanden, dass etwas aus dem Gleichgewicht geraten ist. Bei zwei Menschen mit dem gleichen Symptom, z. B. Bluthochdruck, können ganz unterschiedliche Ursachen zugrunde liegen. Bei dem einen kann Stress, beim anderen dagegen die Ernährung eine Rolle spielen. Schulmedizinisch würden beide gleich behandelt und entsprechende Medikamente zur Senkung des Bluthochdrucks bekommen. Die unterschiedlichen Hintergründe der Erkrankung blieben dabei unberücksichtigt. Naturheilkundlich würde man dagegen an den unterschiedlichen Ursachen, also an der Stressbelastung und der Ernährung arbeiten.

Sie verfolgen bei Ihrer Arbeit einen ganzheitlichen Ansatz. Könnten Sie das kurz erklären?

Körper, Geist und Seele bilden eine Einheit. Beispielsweise spielen seelische Belastungen bei vielen Schmerzerkrankungen eine große Rolle. Schmerztabletten und Cortison lindern zwar zunächst die Schmerzen, beheben aber die Ursache nicht. Heilkräuter dagegen wirken auf mehreren Ebenen. Das Gänseblümchen lindert als klassisches Traumamittel beispielsweise Schmerzen und Entzündungen. Es wirkt aber auch auf die seelischen Anteile von Verletzungen ein. Häufig kann durch den Einsatz von Heilpflanzen einer Chronifizierung von Schmerzen entgegengewirkt werden.

Sie sind auf TCM spezialisiert. Lassen sich die Regeln der Traditonellen Chinesischen Medizin einfach auf heimische Pflanzen übertragen?
Die Beschreibungen und Klassifikationen der europäischen Kräutermedizin sind dem System der chinesischen Medizin sehr ähnlich. Auch die westlichen Kräuter werden energetisch nach ihrem Temperaturverhalten und Geschmack geordnet. So können die Heilkräuter individuell entsprechend der TCM-Diagnose ausgewählt werden.

Wie sehen Sie das Verhältnis von der sogenannten rationalen Phytotherapie der Schulmedizin zur sogenannten traditionellen Phytotherapie, die ja stark auf der überlieferten Erfahrung der Volksmedizin beruht?
Von der Schulmedizin werden nur einige wenige Heilpflanzen eingesetzt. So werden z. B. Johanniskrautpräparate bei leichten Depressionen verordnet, da die antidepressive Wirkung durch Studien belegt ist. Aber für viele traditionelle Heilpflanzen existieren gar keine Studien. Diese wirksamen Pflanzen fallen bei der evidenzbasierten Medizin leider durch das Raster. Die TCM ist eine Erfahrungsmedizin, die schon über 3000 Jahre alt ist. Auch wenn es für viele Heilkräuter keine Studien gibt, so sind die Heilwirkungen doch durch die langjährigen Erfahrungen belegt.

Muss man strikt zwischen empirischer Wissenschaft und Volksheikunde trennen? In vielen Fällen bewertet die Wissenschaft bzw. die Kommission E Pflanzen und ihre Wirksamkeit ja ganz anders als die Volksmedizin oder viele Heilpraktiker.
Richtig, denn die Kommission E schränkt bei den von ihr positiv bewerteten Heilpflanzen das Einsatzgebiet sehr stark ein. Ein Beispiel: Frauenmantel hat laut Kommission E eine wissenschaftlich nachgewiesene Wirkung nur bei leichten Durchfallerkrankungen. In der Volksheilkunde wird Frauenmantel traditionell bei sehr viel mehr Beschwerden, wie z. B. der schmerzhaften Monatsblutung, eingesetzt. Bei einer Beschränkung auf die Positivmonografien der Kommission E würden zudem viele potente Heilpflanzen komplett außen vor bleiben.

Wo sehen Sie die Vorteile, wo die Grenzen der Naturheilkunde?
Der Vorteil der Naturheilkunde liegt darin, dass es sich um sanfte und weitgehend nebenwirkungsfreie Therapieverfahren handelt. Gerade bei

funktionellen Störungen wie z. B. dem Reizdarm kann häufig schulmedizinisch keine Ursache festgestellt werden. Naturheilkundlich kann diesen Patienten aber sehr häufig geholfen werden, indem z. B. unverträgliche Nahrungsmittel als Ursache für die Beschwerden ermittelt werden oder eine Darmsanierung durchgeführt wird. Bei akuten oder lebensbedrohlichen Erkrankungen dagegen sind die Grenzen der Naturheilkunde erreicht.

Ist Naturheilkunde überhaupt für die Selbstmedikation geeignet?
Eindeutig ja, gerade pflanzliche Heilmittel eigenen sich sehr gut für die Selbstbehandlung. Es gibt viele Informationen über Heilkräuter im Internet oder in Büchern wie diesem Heilkräuterführer. Gerade bei minderschweren Beschwerden wie Erkältung, Blasenentzündung oder Menstruationsbeschwerden hilft ein selbst verordneter Heilkräutertee oft schon sehr gut.

Eine grundsätzliche Frage: Die pharmazeutische Industrie isoliert bzw. synthetisiert ja oft Wirkstoffe nach dem Vorbild der Natur. Wenn ich damit also einen ganz bestimmten Wirkstoff sozusagen rein – also befreit von weiteren, eventuell unerwünschten Stoffen – einnehmen kann und die Dosierung auch noch ideal steuern kann – welchen Vorteil hat dann die Naturheilkunde?
Die Wirkung von Heilpflanzen hängt meistens nicht nur mit einem einzigen Wirkstoff zusammen. Nehmen wir z. B. die Weidenrinde mit dem Wirkstoff Salicylsäure. Er ist der Grundstoff von vielen Medikamenten auf der Basis von Acetylsalicylsäure (ASS). Die Weidenrinde wirkt jedoch stärker als der entsprechende Gehalt an Salicylsäure vermuten lässt. Deshalb geht man von synergistischen Wirkungen weiterer Inhaltsstoffe aus, wie z. B. der Flavonoide. Chemisch hergestellte Einzelstoffe haben zudem häufig Nebenwirkungen, die bei den ursprünglichen Heilpflanzen nicht auftreten. Im Fall von ASS sind dies Blutungen im Magen-Darm-Trakt, da ASS die Blutgerinnung herabsetzt.

Muss man die Naturheilkunde immer als „nur" begleitende Therapieform betrachten, die die Schuldmedizin ergänzt, oder kann die Naturheilkunde in bestimmten Fällen die klassische Medizin ersetzen?
Viele chronische Erkrankungen wie Migräne, Rückenschmerzen, Neurodermitis, Erschöpfung, Schlafstörungen etc. oder funktionelle Störungen wie Reizdarm, Schwindel oder Herzrasen können sehr gut ausschließlich naturheilkundlich behandelt werden. Wichtig ist in jedem Fall der vorherige schulmedizinische Ausschluss einer akuten Erkrankung, um nicht diese wichtigen Behandlungsoptionen zu verpassen.

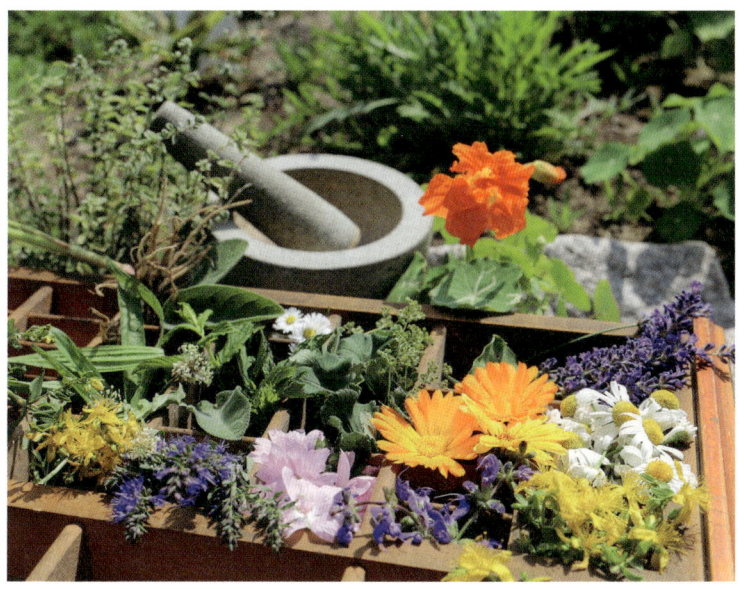

Naturheilkunde ist besonders zur Linderung minderschwerer Beschwerden geeignet.

Wie sieht Ihre eigene Hausapotheke aus?

In meiner Hausapotheke habe ich neben vielen Kräutertees auch Kräutertinkturen, die sehr lange haltbar sind. Cistustee, der hervorragend gegen Erkältungen hilft, habe ich immer da. Löwenzahn, Engelwurz, Frauenmantel, Schafgarbe, Fenchel, Ingwer, Rosmarin und Salbei gehören ebenfalls zu meinen Lieblingskräutern.

Gibt es Heilpflanzen, die besonders typisch für die Region Köln sind?

Im Rheinland liebt man die deftige Küche. Dost bzw. wilder Majoran oder Beifuß passen natürlich sehr gut zu traditionellen Gerichten wie der Rheinischen Kartoffelsuppe oder Gans „rheinischer Art". Neben weit verbreiteten Wildkräutern wie Löwenzahn, Storchenschnabel, Knoblauchrauke und Gundermann findet man hier auch seltene Heilpflanzen wie Baldrian, Ehrenpreis und Mariendistel. Im Atlas über die Flora von Köln vom Bund für Umwelt und Naturschutz kann man sich über Standorte informieren.

Plädieren Sie fürs Selbersammeln oder ist man im Kräuterhaus/der Apotheke besser bedient?

Von Frühjahr bis Herbst kann man sehr gut selber sammeln. Wildkräuter wie Brennnessel, Gundermann oder Giersch findet man nahezu überall in großer Menge. Wenn man in seinem Garten eine kleine Ecke für Wildkräuter frei lässt, ist das natürlich noch einfacher. Aber es gibt ja auch bedrohte Arten und Heilkräuter, die nicht so einfach zu finden sind wie z. B. der Wiesensalbei. Im Winter stehen auch keine frischen Kräuter zur Verfügung. Dann kann man seinen Bedarf in der Apotheke oder im Reformhaus decken.

Kräuterwanderungen und das Selbersammel wird immer poulärer. Praktizieren Sie das auch?
Ich wohne zwar direkt in Köln, aber auch im Stadtgebiet gibt es Stellen, wo man gut Wildkräuter sammeln kann, beispielsweise gibt es im Stadtwald, im Königsforst, am Rhein oder in Dünnwald Stellen, an denen viele Wildkräuter wachsen. Wenn ich im Frühjahr und Sommer in der Natur unterwegs bin, wandern immer ein paar Kräuter für Salate oder Smoothies in die Tasche.

Kann man im städtischen Raum überhaupt Pflanzen sammeln oder ist dort generell die Gefahr der Verschmutzung zu groß?
Man muss schon ein paar Dinge beachten, wie z. B. belastete Flächen zu meiden. Also nicht in der Nähe von Straßen, nicht direkt am Wegrand, nicht auf Hundewiesen sammeln. Vor allem sollte man nur das mitnehmen, was man eindeutig bestimmen kann.

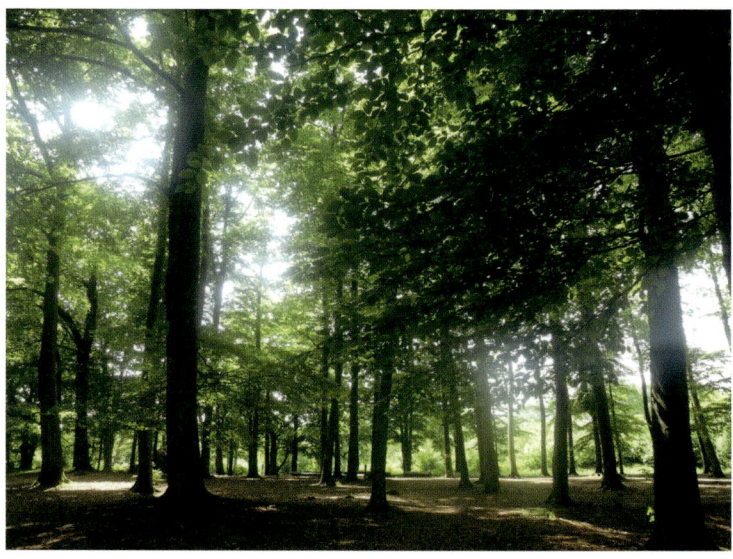

Schon der bloße Aufenthalt in der Natur entfaltet eine nachgewiesene Heilwirkung auf unseren Organismus.

Ist beim Kräutersammeln auch der Weg das Ziel? Ist also die Tärigkeit des Sammelns, der Aufenthalt in und die Beschäftigung mit der Natur genauso wichtig wie der Ertrag, den ich am Ende mit nach Hause bringe?

Das würde ich eindeutig bejahen. Die Schätze der Natur überhaupt wahrzunehmen, ist ein wichtiger Schritt in Richtung zu mehr Achtsamkeit im Alltag. Der Aufenthalt im Grünen und die Beschäftigung mit den Wildkräutern können einen hohen Stresspegel deutlich senken. Neben der Faszination, welche gesundheitlichen Schätze uns die Natur kostenlos zur Verfügung stellt, kommt häufig auch ein Gefühl der Dankbarkeit beim Kräutersammeln hoch. Dankbarkeit gehört für mich zu den heilsamsten Emotionen.

Begegnen wir der Natur zu ausbeuterisch?

60 Prozent der Menschen in Deutschland leben in mittelgroßen Städten und Großstädten. Der Trend, in die Städte zu ziehen, hält weiterhin an. Gerade in den boomenden Großstädten wie Berlin, Köln, München oder dem Rhein-Main-Gebiet werden Grünflächen für zusätzliche Wohn- und Gewerbegebäude sowie Verkehrswege benötigt. So geht immer mehr Stadtgrün verloren. Aber es gibt auch positive Entwicklungen. Die Politik hat erkannt, dass Grünflächen wichtig sind, weil dadurch das Stadtklima verbessert wird. Das Blattgrün der Pflanzen trägt zum Temperaturausgleich und zur Verbesserung der Luftqualität bei. Fassaden- und Dachbegrünung, urban gardening oder die Umnutzung von ehemaligen Industrieflächen sind Möglichkeiten, mehr Grün in die Städte zu bringen.

Fehlt uns in der modernen Industriegesellschaft der intuitive Bezug zur Natur?

Ohne Zweifel ist der Alltag vieler Städter weit weg von der Natur. Vom Auto oder der Straßenbahn geht es direkt an den Schreibtisch. Abends führt der Weg vielleicht noch ins Fitnessstudio. Die Ernährung besteht vorwiegend aus industriell gefertigten Lebensmittel, die nur noch schnell in der Mikrowelle erhitzt werden müssen. Viele Menschen leben so und werden dadurch auf Dauer krank. Die Volkskrankheiten Übergewicht, Bluthochdruck und Diabetes nehmen immer mehr zu. Ein Umdenken und eine Rückbesinnung auf ein naturnahes Leben würde die Gesundheit und Lebensqualität vieler Menschen verbessern, davon bin ich überzeugt. Wildkräuter können dabei ein Anreiz sein, in die Natur zu gehen. Neben dem Aufenthalt im Grünen, der für sich schon einen Mehrwert für die Gesundheit darstellt, kann man mit den nährstoffreichen Wildkräutern die eigene Ernährung enorm aufwerten. Ich hoffe, dies Buch liefert den Lesern viele Tipps und Anregungen zum Gebrauch der Wildkräuter.

Was bedeutet der Aufenthalt in der Natur für Sie?
Natur bedeutet für mich, Ruhe zu finden, bei mir zu sein und aufzutanken –
sowohl mental als auch physisch in Form von sauberer Luft.

Könnten Sie von Ihrer eigenen Erfahrung mit Heilpflanzen berichten? Gibt es
welche, die Sie bevorzugen?
Heilpflanzen begleiten mich und bereichern mein Leben schon von Kindes-
beinen an. Ich koche gerne mit Wildkräutern und verwende Heilpflanzen
bei gesundheitlichen Problemen. Ich mag den würzigen Geschmack von
Giersch, Gundermann und Brennnessel. Diese Kräuter verwende ich sehr
häufig. Das milde Franzosenkraut mag ich gerne im Smoothie. Brennnessel-
samen sind ein vitaminreiches Stärkungsmittel. Die Samen kann man trocknen und im Winter hat man dann einen entsprechenden Vorrat. Wir werden
tagtäglich mit vielen Umweltgiften konfrontiert. Daher ist es immer wieder
wichtig, unsere Entgiftungsorgane Leber, Niere, Lymphe, Lunge und Haut zu
unterstützen. Der Löwenzahn als klassische Leberheilpflanze und Brennnessel oder Birkenblätter zur Unterstützung der Nierenfunktion gehören daher
zu meinen Lieblingsheilpflanzen.

Begegnen Sie bei Patienten oft Vorbehalten gegenüber der Naturheilkunde?
Müssen Sie da oft auch Überzeugungsarbeit leisten?
In der Regel sind die Menschen, die zu mir kommen schon von der Wirkung
der Naturheilkunde überzeugt. Manche Patienten wurden aber von Ange-
hörigen quasi zum Besuch bei einem Heilpraktiker gedrängt. Dann besteht
die Herausforderung darin, Vertrauen in die naturheilkundlichen Therapien
und natürlich auch in meine Person aufzubauen. Das gelingt mir zum Glück
häufig ganz gut und so konnte ich schon einige Zweifler für die Naturheilkunde gewinnen.

Viele Pflanzen sind leicht mit Giftpflanzen zu verwechseln, andere wirken
bei unsachgemäßer Anwendung giftig oder sind sogar krebserregend. Wie
können Laien mit diesem Risiko umgehen?
Gerade als Anfänger sollte man nur das mitnehmen, was man eindeutig
bestimmen kann. Vor allem sollte man sich auf Wildkräuter beschränken,
bei denen es keine Verwechslungsgefahr mit Giftpflanzen gibt. Dies sind z. B.
Brennnessel, Gänseblümchen, Breit- oder Spitzwegerich und Löwenzahn.

Was würden Sie Heilpflanzen-Interessierten in der Region Köln empfehlen,
gibt es sehenswerte relevante Orte oder Einrichtungen zum Thema?
Das Angebot ist sehr umfangreich. Es gibt Wildkräuterpädagogen wie

Christine Knauft, die Kräuterführungen oder Seminare zum Thema Wildkräuter anbieten. Hier bekommt man das nötige Grundwissen vermittelt, um später alleine sicher Wildkräuter zu bestimmen und zu sammeln. Die Wild-Kräuterei ist ein 4000 qm großes Gelände, auf dem sich früher eine Gärtnerei befunden hat. Hier werden Kochkurse, Wildkräuterspaziergänge sowie Seminare für selbst gemachte Naturkosmetik angeboten. Auch hier kann man sich umfangreich über das Thema Wildkräuter informieren.

Welche Heilkräuter verwenden Sie am liebsten in der Küche und warum?
Da ich die mediterrane Küche sehr schätze, verwende ich sehr häufig die klassischen Mittelmeerkräuter wie Rosmarin, Salbei und Thymian. Die heimischen Wildkräuter verwende ich gerne für schmackhafte Kräutersuppen, Kräuteromelette oder in Salaten oder Smoothies. Vorwiegend nehme ich dafür Brennnessel, Giersch, Gänseblümchen, Breitwegerich, Gundermann, Löwenzahn, Vogelmiere und Franzosenkraut.

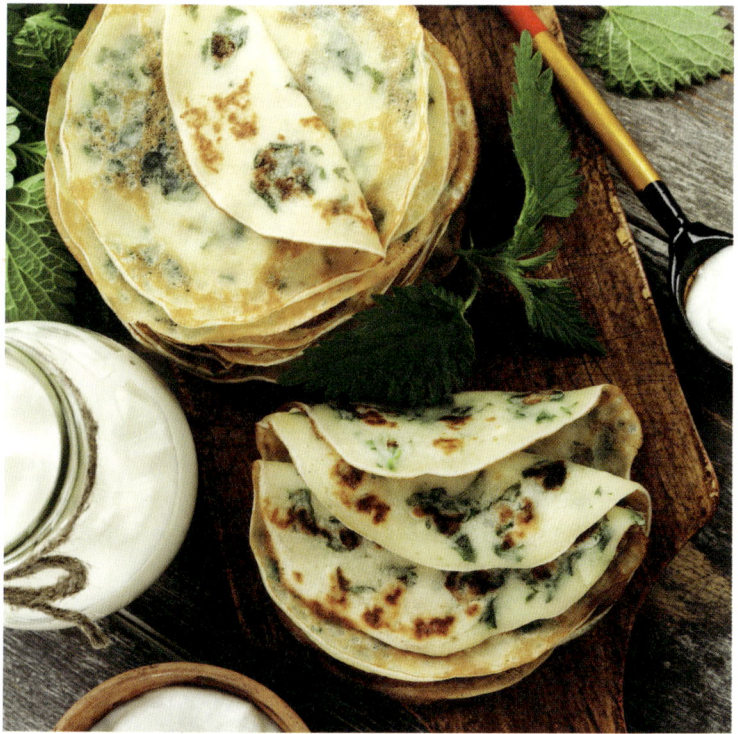

Viele Heilkräuter lassen sich auch in der Küche vielseitig verwenden.

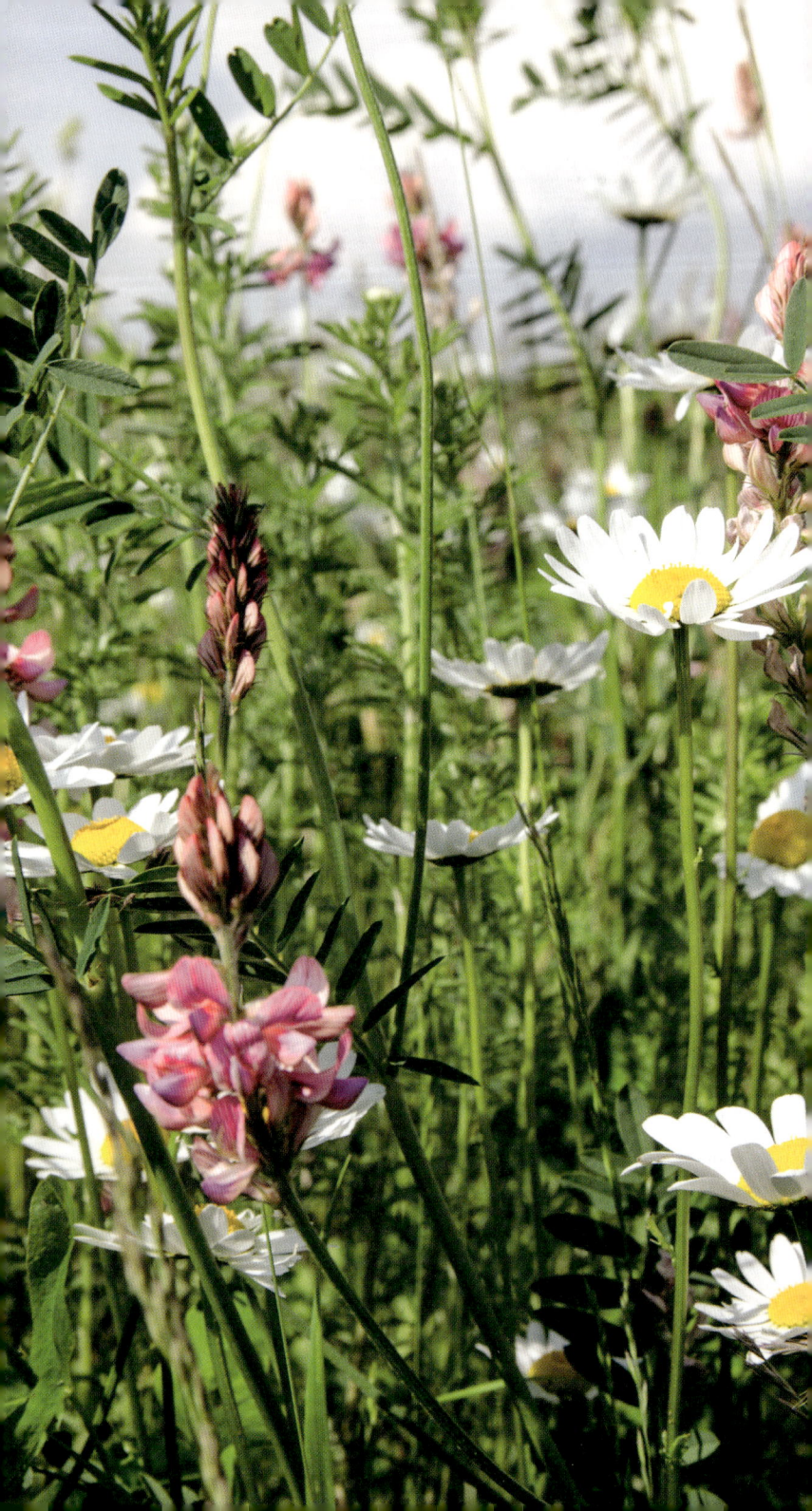

ÜBER DAS SAMMELN
VON HEILPFLANZEN

DAS WICHTIGSTE ZUERST:

Es geht nicht nur um den Ertrag. Es geht auch um die Natur. Wenn
Sie losgehen, um Wildkräuter zu sammeln, dann gilt auch das
bekannte Sprichwort: Der Weg ist das Ziel. Machen Sie sich bewusst,
dass Sie sich in der Natur aufhalten und genießen Sie es! Auch wenn
Sie vielleicht zunächst keinen „Ertrag" mit nach Hause nehmen können – der Aufenthalt in und die Beschäftigung mit der Natur sind
eine Bereicherung und ein sinnliches Erlebnis. Nehmen Sie sich Zeit,
um die Schönheit und Vielfalt der Natur wahrzunehmen. Die Natur
wirkt auf unseren Organismus und auf unsere Psyche erholsam. Ein
Waldspaziergang ist wie eine Therapie, denn Wälder sind Orte der
Entspannung.

LICHT, LUFT UND FARBEN: DIE BLUMENWIESE

Auch Blumenwiesen gehören zu den wichtigsten, wertvollsten
Biotopen der Natur. Sie bieten unzähligen Insekten und Wirbeltie-
ren Lebensraum und Nahrung. Während im Wald gedämpftes Licht
vorherrscht, sind Wiesen Orte von Helligkeit und Farbigkeit. Auf
Wiesen finden Sie die höchste Biodiversität, die unsere heimische
Natur bietet. Machen Sie sich die üppige Vielfalt der Lebensformen
bewusst, die hier zu finden sind. Genießen Sie also die wohltuende,
heilsame Wirkung, die ein Aufenthalt in der Natur haben kann.

WIE SAMMELT MAN RICHTIG?

Bevor Sie anfangen zu sammeln, lernen Sie Pflanzen zu bestimmen.
Das erfordert Zeit und Geduld. Nur wenn man einigermaßen erfahren im Identifizieren von Pflanzen ist, kann man gefahrlos selbst

Blumenwiesen zählen zu den Biotopen mit der höchsten
Biodiversität. Dennoch verschwinden sie zunehmend.

sammeln. Solange Sie unsicher sind, sollten Sie sich genügend Zeit zum Lernen und Üben geben. Schließen Sie sich anderen Kräuterwanderern an, machen Sie eine oder besser mehrere Kräuterführungen mit. Fangen Sie mit einer Pflanze an, deren Merkmale Sie sich genau einprägen. Am besten, Sie nehmen immer ein Bestimmungsbuch mit. Lassen Sie die Finger von potenziell gefährlichen Heilpflanzen, die können Sie auch in Ihrer Apotheke kaufen und dort bekommen Sie eine fachkundige Beratung gleich mit dazu.

PFLANZEN BESTIMMEN

Pflanzen zweifelsfrei zu identifizieren erfordert Wissen, Erfahrung und Geduld. Anfänger sollten auf keinen Fall einfach losziehen und loslegen. Pflanzenexperte wird man nicht über Nacht. Zunächst sollte man sich ein botanisches Bestimmungsbuch anschaffen. Besuchen Sie Kräuterführungen. Besuchen Sie Gärtnereien, wo Sie die Pflanzen separat studieren können. Lernen Sie, Pflanzen systematisch zu analysieren. Fangen Sie dann mit einer ungefährlichen Pflanze an, die Ihnen bereits vertraut ist – etwa der Brennnessel oder dem Löwenzahn. Betrachten Sie sie genau und analysieren Sie ihren Aufbau. Wodurch unterscheidet sie sich von anderen, ähnlichen Pflanzen? Was unterscheidet etwa die Brennnessel von anderen Nesselarten? Sind die Blätter gezackt, herzförmig oder lanzettartig, sind sie behaart oder nicht? Wachsen die Blüten aus den Blattachseln? Sind sie quirlständig angeordnet? Haben Blüten, Blätter oder Stängel einen besonderen Geruch? Hat der Stängel einen runden oder dreieckigen Querschnitt? Wo wächst sie? Ist der Standort sonnig oder halbschattig, ist er feucht oder trocken? Zählt die Pflanze zu den Lippen- oder Korbblütlern?

Es braucht einiges an Zeit und Erfahrung, bis man Pflanzen sicher bestimmen kann. Zunächst sollten Sie sich auf das Bestimmenlernen konzentrieren. Die Pflanze können Sie dann zunächst in einer Apotheke sicher kaufen. Erst wenn Sie geübt sind im Bestimmen, können Sie selbst sammeln! Wenn Sie sich nicht wirklich hundertprozentig sicher sind, dann lassen Sie die Pflanze grundsätzlich stehen!

Dieses Buch ersetzt kein Bestimmungsbuch! Schaffen Sie sich eins an. Es gehört zur Grundausstattung.

WELCHE AUSRÜSTUNG BENÖTIGT MAN?

Zur Ausrüstung gehören schützende Handschuhe und eine Gartenschere. So können Sie gezielt und schonend genau die Teile

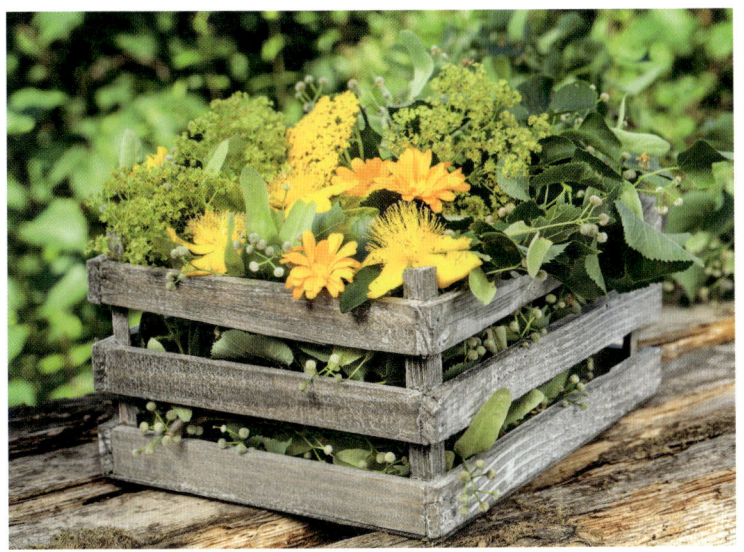

Man sollte immer nur soviel sammeln, wie man selbst verbrauchen kann.

abschneiden, die Sie benötigen. Rupfen oder reißen würde die Pflanze zu sehr beschädigen. Für den Transport eignen sich Körbe oder große Stoffbeutel.

WANN SAMMELT MAN AM BESTEN?

Der ideale Zeitpunkt hängt davon ab, was man sammeln möchte, ob Kraut, Blüte oder Frucht. Am günstigsten sind die Voraussetzungen bei gemäßigten Temperaturen und mäßig trockenem Klima. Nicht zu früh morgens, wenn die Pflanze oft noch feucht ist, und auch nicht zu spät nachmittags, wenn die Sonne am stärksten ist. An Regentagen sollte man nicht sammeln.

Blüten erntet man am besten, wenn sie frisch aufgeblüht sind. Auch sonstige oberirdische Bestandteile der Pflanze sind jetzt ideal zu ernten.

Wurzeln sollte man dagegen während der Ruhephase der Pflanze, also im Winterhalbjahr sammeln.

WIE SAMMELT MAN SCHONEND?

Wenn eine Wildpflanze „geerntet" werden soll, gilt es, möglichst darauf zu achten, dass sie nachwachsen kann. Also nie mehr als ein Drittel der Pflanze entnehmen. Das ist besonders bei solchen

Pflanzen einfach, bei denen man die oberirdischen Teile verwendet. Bei den Arten, bei denen man es auf Wurzel oder Rhizom abgesehen hat, ist oft doch der Gang in die Apotheke oder ins Kräuterhaus die bessere Lösung. Zum schonenden Teilen eines Wurzelstocks braucht man eine gewisse gärtnerische Erfahrung.

Ernten Sie also immer so, dass die Pflanze überlebensfähig bleibt. Immer beachten: Die Pflanze muss sich regenerieren können. Keinesfalls sollte man gleich mehrere ganze Pflanzen ausreißen, sodass keine Vertreterin der Art am Ort zurückbleibt.

Sammeln Sie immer nur so viel, wie Sie sofort verbrauchen oder verarbeiten können. Je weniger, desto besser. Man sollte anschließend nicht erkennen können, dass gesammelt wurde. Dann freut sich auch der nächste Kräuterwanderer, der nach Ihnen kommt.

WO SAMMELT MAN AM BESTEN?

Gerade für Stadtbewohner ist diese Frage besonders wichtig. Auch in einer Metropole wie Köln wachsen zahlreiche Heilpflanzen und Wildkräuter, allerdings sollte man im Stadtgebiet keine am Boden wachsenden Pflanzen pflücken. In städtischen Waldgebieten z. B. ist es abseits von Wegen und Straßen durchaus möglich, Wildpflanzen zu ernten. Allerdings sollte man natürlich Hundeauslaufgebiete weitläufig meiden.

Grundsätzlich sollte man darauf achten, nicht in der Nähe stark befahrener Straßen zu sammeln, weil man sonst von einer hohen Schadstoffbelastung der Pflanzen ausgehen muss. Ränder von landwirtschaftlich genutzten Flächen wie Äcker oder Felder bergen zudem die Gefahr, dass Pestizide und Düngemittel auch auf die angrenzende Vegetation gelangen. An Wegrändern müssen Sie davon ausgehen, dass dort schon der eine oder andere Hund sein Geschäft verrichtet hat. Auslaufflächen für Hunde sind generell zum Sammeln ungeeignet. In Städten sollte man beachten, dass die Luftverschmutzung hoch ist und die gesammelten Pflanzen deshalb gründlich gewaschen werden müssen. Das gilt übrigens auch für in Städten angebautes Obst und Gemüse.

FUCHSBANDWURM

Der Fuchsbandwurm ist in Deutschland vor allem im Süden, in Bayern und Baden-Württemberg verbreitet. Er kann durch den Verzehr von verschmutzten Waldbeeren, Pilzen oder Pflanzen übertragen werden und schwere gesundheitliche Schäden verur-

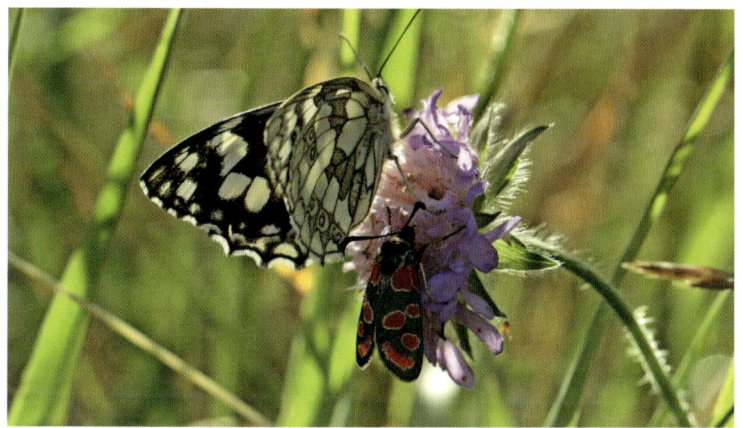

Beim Sammeln sollte man behutsam vorgehen, damit die Pflanze sich regenerieren kann. Denn viele Heilpflanzen sind gleichzeitig wichtige Futterpflanzen für Insekten.

sachen. Allerdings erfolgen die meisten Übertragungen durch den direkten Kontakt mit Haustieren wie Hunden und Katzen, die Eier der Parasiten in ihrem Fell tragen können. Gründliches Waschen der wild gesammelten Pflanzen, Früchte und Pilze kann das Übertragungsrisiko minimieren, bietet aber keine Garantie. Der Nachteil des Waschens ist allerdings, dass die Wildpflanzen anschließend schnell anfangen zu schimmeln. Wenn Sie die Pflanzen sofort verbrauchen, z. B. im Salat, ist das natürlich kein Problem. Kochen tötet die Eier des Bandwurms ebenso ab wie das Trocknen.

NATURSCHUTZ

Viele Pflanzen stehen unter Naturschutz und dürfen nicht gepflückt werden. Der Status ist von Bundesland zu Bundesland unterschiedlich. In Naturschutzgebieten darf überhaupt nichts gepflückt werden.

RESPEKT VOR DEN KRÄFTEN DER NATUR: VIELE PFLANZEN SIND GIFTIG!

Für den Umgang mit Pflanzen gilt immer: Unterschätzen Sie nie, wie giftig viele Pflanzen sind. Oft gilt der Paracelsus-Satz, dass die Dosis das Gift macht. Bei vielen Pflanzen und pflanzlichen Wirkstoffen kehrt sich ihr nützlicher Charakter um ins Gesundheitsschädliche, wenn man eine bestimmte Dosis oder Konzentration überschreitet. Manche Heilpflanzen sind zudem nur für eine äußerliche Anwendung geeignet.

Daneben gibt es auch in unseren Breiten zahlreiche Arten, die schon in geringen Dosen hochgiftig wirken. Denken Sie an den Fingerhut oder den (nicht als Heilpflanze genutzten) Eisenhut, der als giftigste Pflanze Europas gilt. Schon der Verzehr weniger Blätter kann tödlich wirken. Alle Teile der Pflanze sind giftig. Allein der bloße Hautkontakt kann, auch ohne Verletzungen, Vergiftungserscheinungen hervorrufen. Ähnlich gefährlich ist die Herkulesstaude (Riesen-Bärenklau), die durch bloße Berührung Verbrennungen auf der Haut verursachen kann. Informieren Sie sich auf jeden Fall vor einer ersten Anwendung über alle Risiken und besprechen Sie die geplante Anwendung mit Ihrem Arzt.

AUCH HEIL- UND NUTZPFLANZEN KÖNNEN GIFTIG SEIN.

Nicht jede Heilpflanze eignet sich fürs Selbersammeln. Huflattich z. B. ist als Wildpflanze potenziell krebserregend. Nur die in Apotheken erhältlichen Zuchtformen sind unbedenklich. Manche Pflanzen sind nur in Teilen giftig, deshalb ist es sehr wichtig, präzise zu sammeln. Jede Pflanzenart muss eigens betrachtet und beurteilt werden. Selbst viele Nutzpflanzen sind im unreifen Zustand ungenießbar bis giftig, zum Beispiel Nachtschattengewächse wie Tomaten oder Kartoffeln. Erst durch Reifung (Tomate) oder durch das längere Erhitzen (Kartoffel) werden sie genießbar. Wir kämen mit gutem Grund nie auf die Idee, eine grüne Tomate oder rohe Kartoffel zu verzehren.

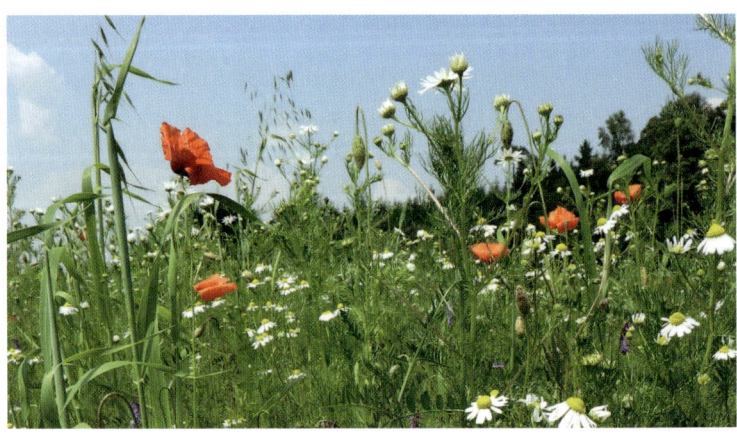

Generell darf man nur das sammeln, was man mit hundertprozentiger Sicherheit bestimmen kann.

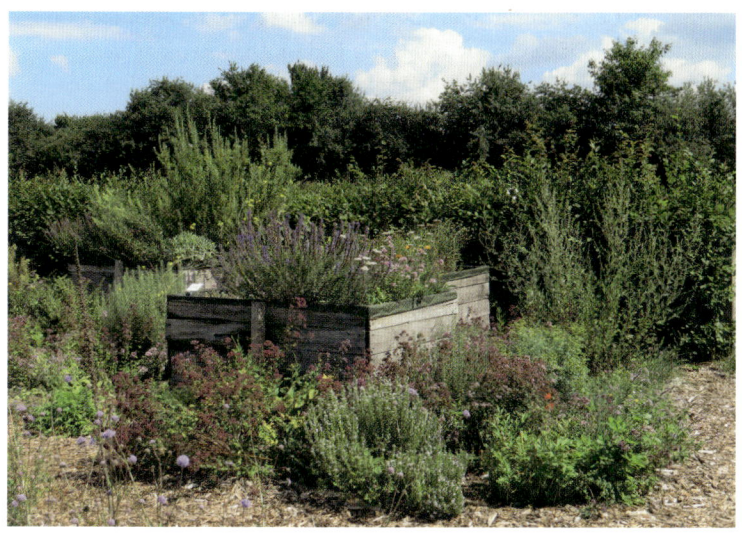

Viele Heilpflanzen lassen sich ganz einfach auch im Garten, Hochbeet oder Blumenkasten halten.

SAMMELN SIE NUR, WAS SIE ZWEIFELSFREI BESTIMMEN KÖNNEN.

Sammeln Sie nie, wenn Sie sich unsicher sind! Überprüfen Sie Ihre Funde zu Hause sicherheitshalber noch mal – ein botanisches Bestimmungsbuch ist hier unverzichtbar. Solange Sie sich nicht hundertprozentig sicher sind, sollten Sie die Pflanze in ihrer natürlichen Umgebung kennenlernen und dann im Kräuterhaus oder in der Apotheke kaufen.

WERDEN SIE GÄRTNER – DIE BIENEN, HUMMELN UND SCHMETTERLINGE WERDEN ES IHNEN DANKEN!

Wenn Sie einen Balkon oder Garten haben, nutzen Sie ihn, um selbst Heilpflanzen anzupflanzen. So bekommen Sie allmählich ein Gefühl für die Pflanzen und werden sicherer im Erkennen. Ganz nebenbei unterstützen Sie damit die Umwelt. Viele Heilpflanzen sind sogenannte Bienenweiden, d. h., sie sind wichtige Futterpflanzen für Bienen und andere Fluginsekten. Die Bienen, Hummeln und Schmetterlinge werden es Ihnen danken! Hier sind besonders die Bewohner von Städten gefragt, wo Insekten oft zu wenige nektarspendende Pflanzen finden, um überleben zu können. Mit dem eigenen Anbau trägt man außerdem zum Erhalt der Arten bei.

DIE ANWENDUNGEN

FÜR ALLE ANWENDUNGEN UND ZUBEREITUNGSARTEN GILT:
Licht und Luft zerstören viele wertvolle Inhaltsstoffe, deshalb sollten Zubereitungen immer in braunen Glasgefäßen aufbewahrt werden. Braunglas filtert schädliche UV-Strahlung. Die Gefäße sollten
mit einer Beschriftung und einer Datumsangabe versehen werden.

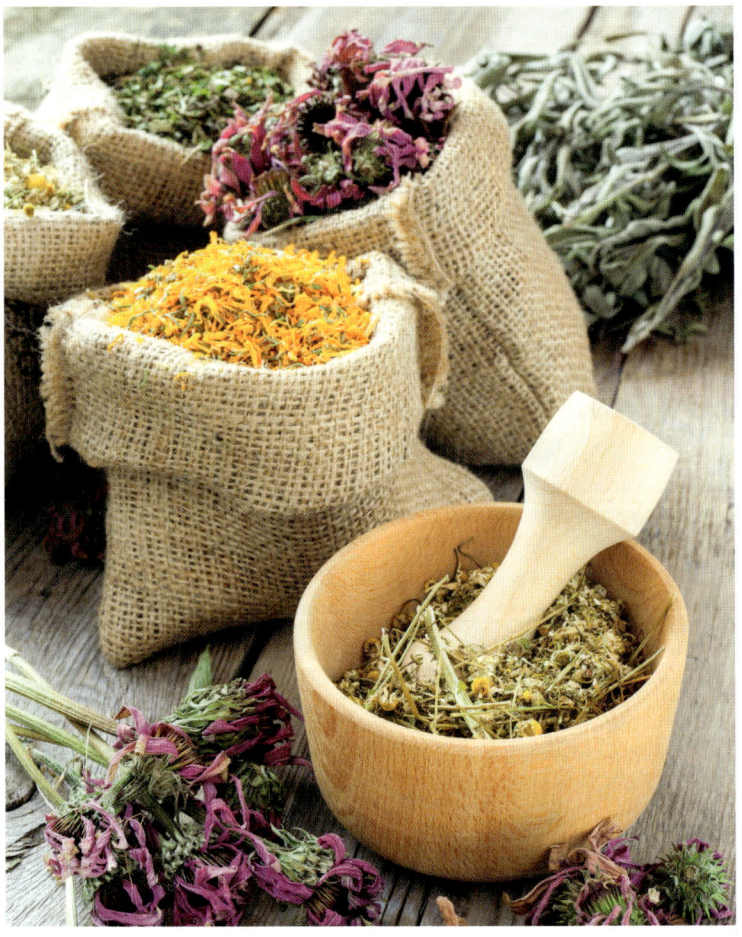

Die meisten Heilpflanzen werden getrocknet weiterverarbeitet.

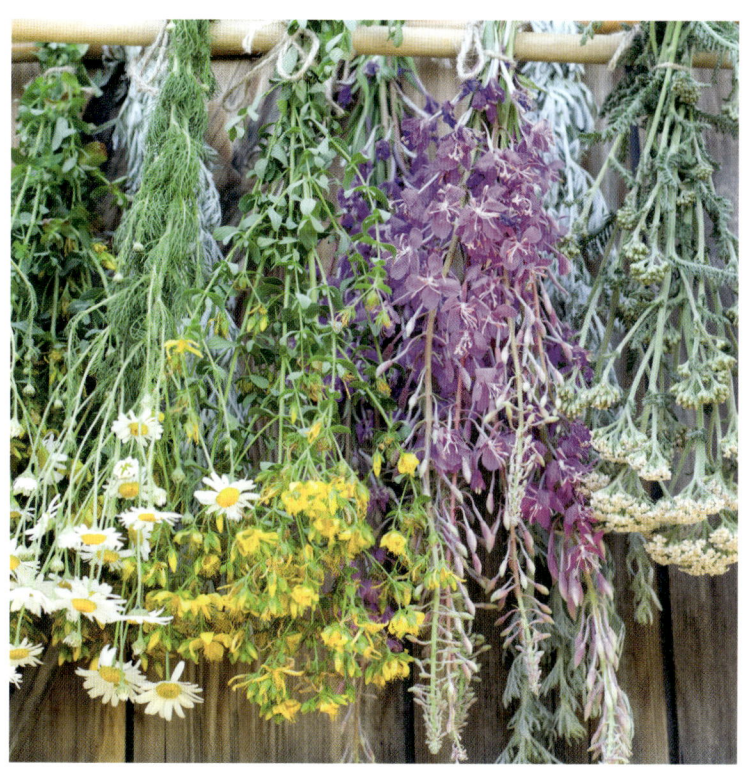

Meist konserviert man Heilpflanzen durch Trocknen.

TROCKNEN

Zum Trocknen frischer Pflanzen benötigen Sie einen warmen, schattigen und gut durchlüfteten Raum. Die Luft darf nicht feucht sein, denn Schimmelbildung gilt es unbedingt zu vermeiden. Sonnenlicht schadet den wertvollen Inhaltsstoffen. Je nachdem, welche Pflanzenteile verwendet werden sollen, müssen diese vor der Trocknung abgetrennt, aber noch nicht zerkleinert werden. Das Zerkleinern sollte immer erst unmittelbar vor der Verwendung erfolgen. Sie können die Pflanzen in lockeren Bündeln kopfüber aufhängen oder sie auf trockenen Tüchern ausbreiten. Dort sollten sie regelmäßig umgedreht werden, damit keine feuchten Stellen verbleiben. Wenn Sie große Mengen trocknen möchten, können Sie ein Wäschegestell nutzen und darüber entweder ein feinmaschiges Netz oder ein großes Tuch ausbreiten. Alle Pflanzenteile sollten nebeneinander, nicht aufeinander liegen.

ZERKLEINERN

Erst unmittelbar vor der Verwendung sollten die getrockneten Pflanzenteile zerkleinert werden. Durch das Zerkleinern werden die Inhaltsstoffe Luft und Licht ausgesetzt, was vielen empfindlichen Stoffen schadet.

TEE

Der Begriff „Tee", eigentlich die Bezeichnung für die Pflanze Camellia sinensis, hat sich eingebürgert für alle teeartigen Zubereitungen, bei denen Planzenteile mit heißem bis kochendem Wasser überbrüht werden. Der Aufguss muss in der Regel im zugedeckten Gefäß eine Weile „ziehen".

Ein Aufguss mit kochendem Wasser hat viele Vorteile: Er ist schnell und einfach zuzubereiten, und kochendes Wasser tötet Keime ab, die sich eventuell auf den Pflanzenteilen befinden. Dennoch trinkt man ihn nur frisch zubereitet. Oft trägt die Wärme des Getränks zur Heilwirkung bei, etwa bei Erkältungskrankheiten. Für Teeaufgüsse lassen sich mehrere Pflanzen, die sich in der Wirkung verstärken oder ergänzen, einfach kombinieren.

Manchmal müssen die Pflanzenteile auch längere Zeit gekocht werden, bis sich die gewünschten Inhaltsstoffe lösen. Dies ist meist bei Baumrinden der Fall.

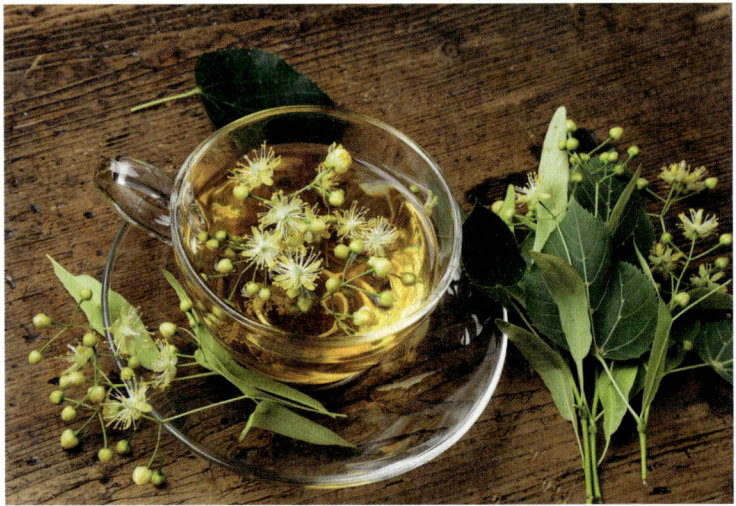

Ein Teeaufguss ist die einfachste Form der Anwendung.

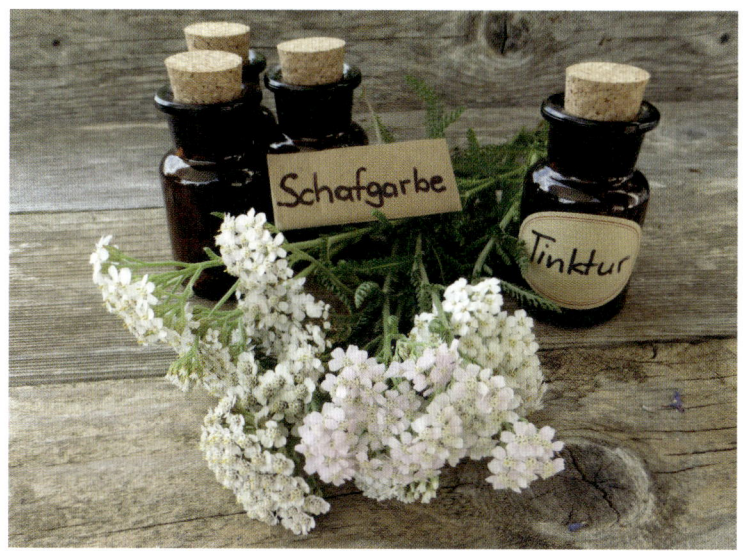

Alkoholische Tinkturen sind praktisch und haltbar.

MAZERAT

Der Kaltwasserauszug ist z. B. sinnvoll, wenn es darum geht, Schleimstoffe aus der Pflanze zu lösen. Dafür wird die Pflanze mehrere Stunden im kalten Wasser belassen. Der Nachteil ist, dass die Lösung nicht keimfrei ist. Das Mazerat ist nicht haltbar und sollte immer nur frisch zubereitet getrunken werden.

TINKTUR

Für die Tinktur werden die Pflanzenbestandteile eine Zeit lang in hochprozentigem Alkohol eingelegt und anschließend wieder herausgefiltert. Die Ziehdauer kann Tage, sogar Wochen betragen. Meist mischt man Pflanzenanteile und Alkohol im Verhältnis 1:10. Zum Filtern kann man ein feinmaschiges Sieb oder einen Kaffeefilter verwenden.

Manche Inhaltsstoffe lösen sich in Alkohol einfacher als in Wasser. Der hohe Alkoholgehalt macht Tinkturen außerdem lange haltbar. Man kann sie zur Anwendung jeweils verdünnen.

Hochprozentige Getränke wie Schnaps oder Wodka sind für Tinkturen gut geeignet. Aufgrund des hohen Alkoholgehalts ist klar, dass von der Tinktur jeweils nur kleine Mengen, meist tropfenweise, eingenommen werden. Größere Mengen Alkohol würden

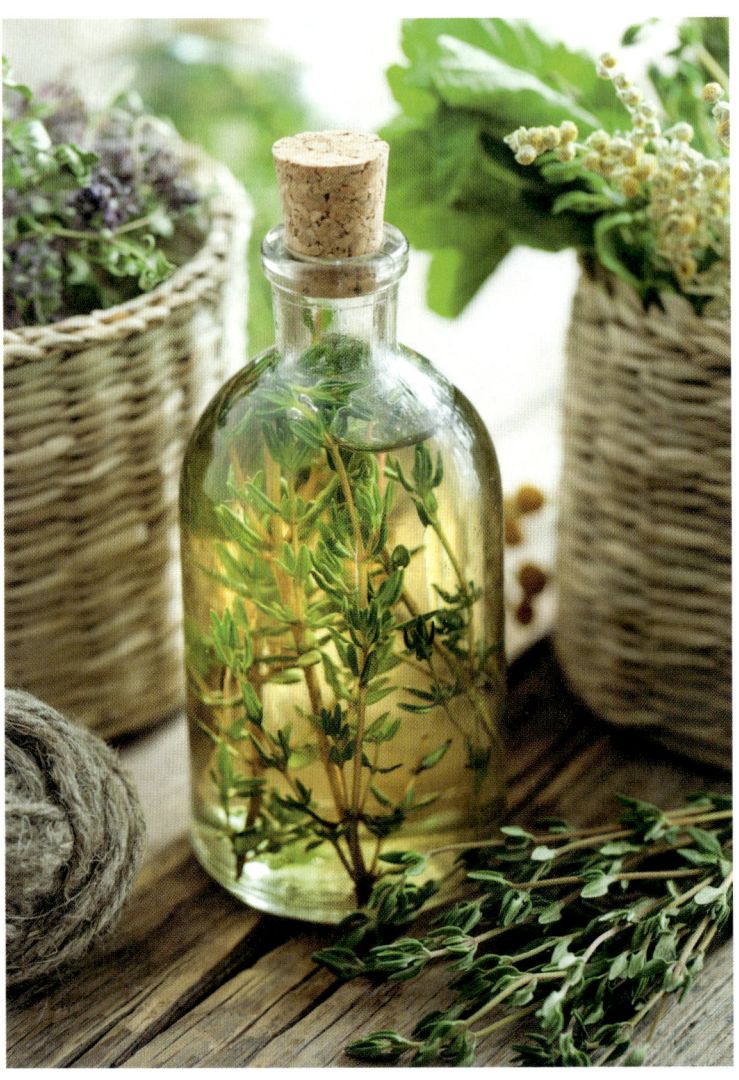

Manche Inhaltsstoffe sind fettlöslich, sie lassen sich also in Öl einfacher extrahieren als in Wasser oder Alkohol.

den Körper belasten, was vor allem während einer Erkrankung unbedingt zu vermeiden ist. Für Alkoholiker und Menschen mit Leberfunktionsstörungen sind Tinkturen nicht geeignet.

Wenn man der Alkohollösung große Mengen Zucker beigibt, erhält man einen Likör.

ÖL

Heilpflanzenöl kann man ähnlich wie eine Tinktur herstellen, nur dass hier nicht Alkohol, sondern Pflanzenöl die tragende Flüssigkeit ist. Dafür gibt man die getrockneten Pflanzenteile in ein Gefäß mit Pflanzenöl und lässt die Mischung mehrere Wochen Ziehen. Dann sind die fettlöslichen Inhaltsstoffe der Pflanzenteile ins Öl übergegangen und das fertige Öl kann abgefiltert werden. Öl ist mehrere Monate haltbar.

SALBE

Salben sind fettbasierte Zubereitungen, die äußerlich angewendet werden. Die Wirkstoffe dringen mit dem Fett über die Haut in den Körper ein. Am besten eignet sich pflanzliches Fett wie Sheabutter, Kakaobutter oder Pflanzenöl. Öl wird in Verbindung mit Bienenwachs dickflüssig und streichfähig. Man kann auch Schweineschmalz verwenden. Im Gegensatz zu mineralischen Fetten wie Vaseline bilden pflanzliche und tierische Fette keinen Film, der auf der Haut verbleibt (und zu Schutzzwecken erwünscht sein kann), sondern werden von der Haut aufgenommen.

Für die Herstellung einer Salbe erhitzt man das Fett mit den Pflanzenteilen vorsichtig und lässt die Mischung über längere Zeit erwärmt ziehen. Anschließend filtert man die Pflanzenrückstände (durch ein Tuch) heraus und fügt der warmen Mischung Bienenwachs hinzu. Das Wachs festigt die Salbe.

Salben sind mehrere Monate haltbar.

AUFLAGE, KOMPRESSE

Diese Form der äußerlichen Anwendung kommt oft bei Muskel- oder Gelenkbeschwerden zum Einsatz. Auch Insektenstiche und Wunden können so behandelt werden. Dabei wird ein Püree aus sauberen Pflanzenteilen auf die betroffene Stelle aufgetragen und mit einem Tuch zugedeckt. Die Pflanzenwirkstoffe können auch in Kombination mit Wärme wirken. Dafür tränkt man Stoff mit der erwärmten Pflanzenzubereitung (Tee, Salbe) oder träufelt eine Tinktur auf ein Tuch, das vorher in warmes Wasser getaucht wurde. Dieses legt man auf die betroffene Stelle und lässt es einwirken, solange es warm ist. Für eine Kompresse umwickelt man dieses straff mit Mullbinde und fixiert sie.

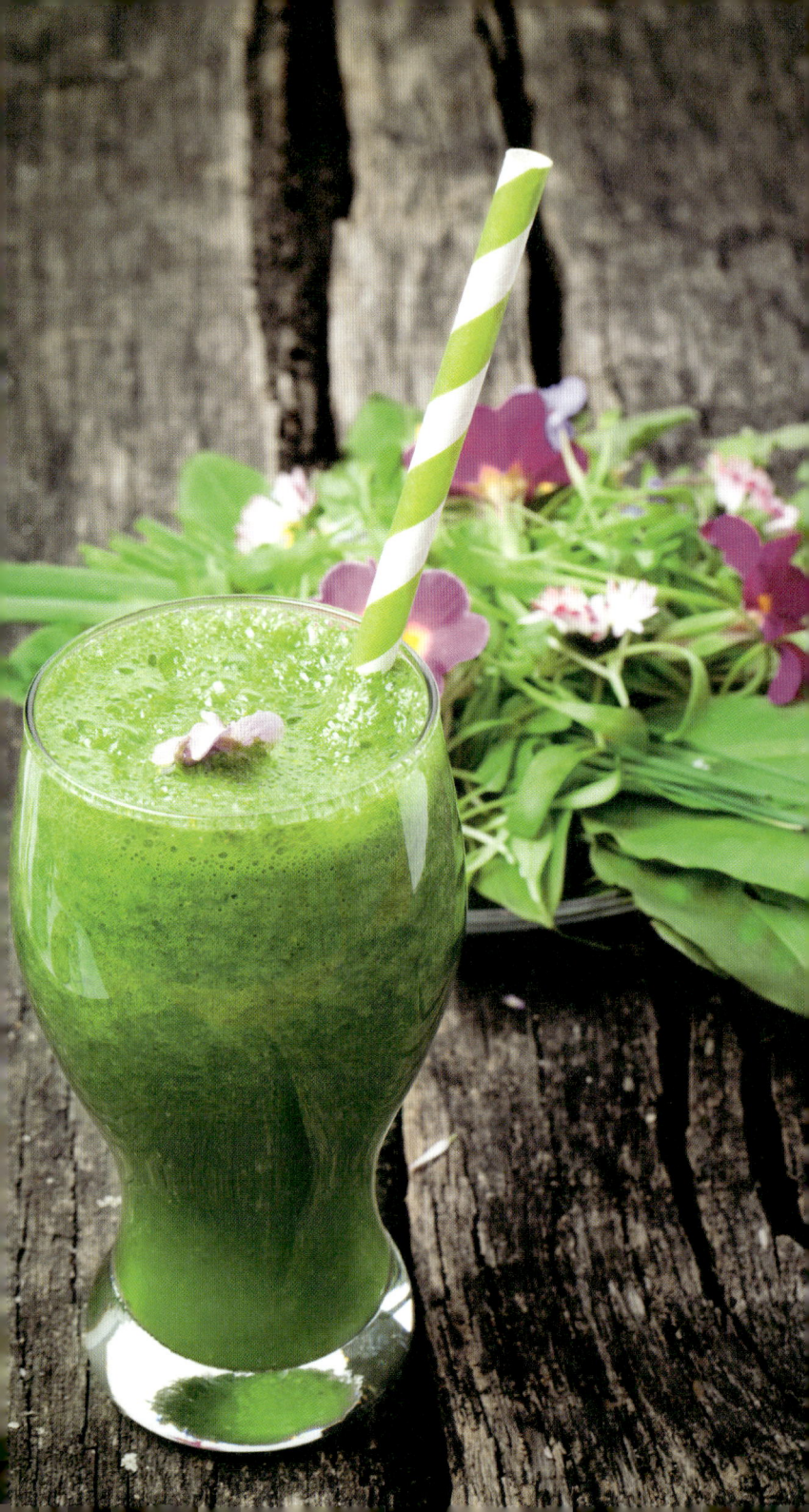

»Auch der Aufenthalt in der Natur ist für uns Medizin!«

Zu Besuch in der Wildkräuterküche von Christine Knauft

Christine Knauft ist zertifizerte Kräuterpädagogin und Fachfrau für Bio-Gourmet-Ernährung. Draußen sein und Natur erleben, das sind Themen, die sie interessieren, begeistern und glücklich machen. In Köln betreibt sie ihre Wildkräuterküche, hält Seminare und veranstaltet Kräuterführungen.

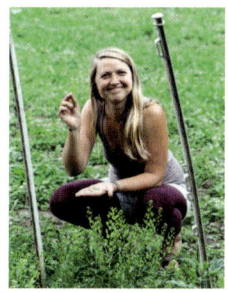

Wie sind Sie zu den Wildkräutern gekommen?
Wildkräuter haben im Hinterstübchen schon immer bei mir geschlummert. Ich habe 2009 mein erstes eigenes Kräuterbuch ganz zufällig gekauft und ab da war ich einfach nur davon fasziniert, was die Natur alles für uns bereithält. Im Garten meiner Eltern habe ich angefangen alles zu sammeln, was sonst links liegen gelassen wurde, und daraus wurden dann Teemischungen gemacht. Dann kamen auch Erinnerungen auf, z. B. beim Spitzwegerich: Hatte ich den nicht schon als Kind genutzt, wenn mich eine Biene gestochen hatte? Wildkräuter sind einfach die pure Natur, es gibt es keine industriellen Einflüsse, alles wird handwerklich in Eigenregie und nach sorgfältiger Auswahl gemacht. Das ist ganz genau meins und unglaublich erfüllend!

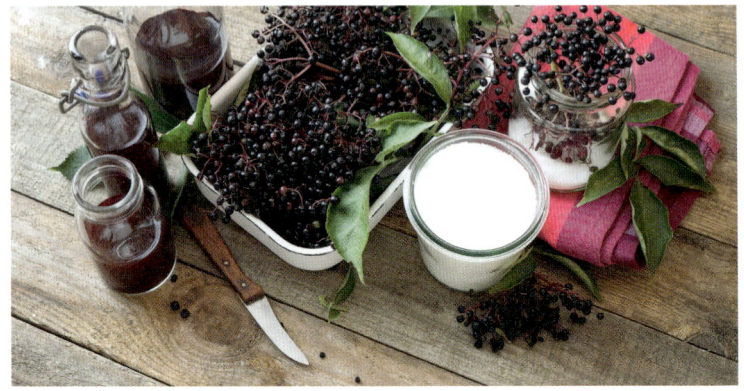

Wildpflanzen wie z.B. Holunder sind reich an Vitaminen, Mineralstoffen und sekundären Pflanzenstoffen.

Wie wird man Kräuterpädagogin?
Mein Kräuterwissen habe ich durch Interesse, Leidenschaft und Begeisterung erworben. Für mich die wichtigsten Kriterien, um Wissen zu speichern, anzuwenden und weiterzugeben. Kräuterwissen ist in erster Linie Erfahrungswissen. Nur aus dem Buch zu lernen macht noch lange keinen Experten. Man muss in die Natur gehen, beobachten, die Sinne nutzen und schulen, Pflanzen entdecken und auch ökologische Zusammenhänge erkennen, auf Tuchfühlung gehen. Dann geht es ans Verarbeiten, hier sind die Möglichkeiten wirklich zahlreich und man kann wunderbar experimentieren. Für mich ist auch das sehr wichtig, um Pflanzen, deren Eigenschaften und Anwendungsspektren kennenzulernen. Am eigenen Körper die Wirkung erfahren durch Ernährung, Kräuterkosmetik, Hausmittel, Aromaanwendungen etc.

Den Titel „Kräuterpädagogin" erhält man durch eine Fortbildung. Das ist eine gute Sache, wenn man sich in der Gruppe weiterbilden möchte und auch den botanischen/biologischen Part vernünftig mit einbinden möchte. Die Wildkräuterei bildet Kräuterpädagogen aus, sie ist eine grüne Insel in Köln.

Sie haben sich auf Wildkräuter als Gemüsepflanzen spezialisert. Viele Wildkräuter sind gleichzeitig medizinisch wirksame Heilpflanzen. Spielt das für Sie auch eine Rolle?
Ich nutze Wildkräuter sehr vielfältig, aber gerade die kulinarische Verwendung von Wildpflanzen ist für jedermann zugänglich. Und natürlich sind diese Wildpflanzen Medizin aus der Natur, das spielt in jedem Fall eine Rolle. Mittlerweile ist ja bekannt, wie viele Zivilisationskrankheiten

u. a. durch unsere Ernährung entstehen. Ich benutze hier immer gerne das Wort LEBENSmittel, also frische, natürliche und unverarbeitete Nahrung. Du bist, was du isst – das ist ein platter Spruch, in dem aber tatsächlich viel Wahrheit steckt. Wildpflanzen enthalten unglaublich viele Vitamine, Mineralstoffe und auch sekundäre Pflanzenstoffe wie z. B. Antioxidantien, die ja mittlerweile immer wichtiger werden. Das Zusammenspiel aus all diesen Inhaltsstoffen ist eine wichtige Komponente. Meine Erfahrung ist, dass ich durch regelmäßigen Verzehr von Kräutern – und natürlich generell mit einer bewussten Ernährung – meinem Körper zu einer besseren Gesundheit verhelfen kann. Und man darf auch den Aspekt nicht unterschätzen, den der Aufenthalt in der Natur für uns besitzt, auch das ist Medizin.

Welche Vorzüge hat die Wildkräuterküche?
Es fängt damit an, dass man seine Zutaten selber erntet, das ist ein tolles Gefühl. Vor allem ist man immer regional und saisonal unterwegs. Wildkräuter sind natürlich und kosten nichts, man erlebt damit aber eine bereichernde Zeit in der Natur. Dann gibt es unglaublich viele Aromen zu entdecken und eine Vielfalt von Verarbeitungsmöglichkeiten. Denn der Begriff Wildkräuter umfasst viel mehr, als man zunächst denkt: Blattwerk, Samen (Gewürz), Blüten, Beeren, Früchte, Wurzeln und das von krautigen Pflanzen, Bäumen, Büschen etc. Manchmal sogar alles von einer Pflanze. Von der rohen über die gegarte Küche, vom Einlegen zum Einkochen – wer hieran Spaß hat, kann sich dabei vollkommen ausleben. Aber es muss nicht kompliziert sein, die Wildkräuterküche darf auch gerne ganz einfach sein! Wegen der intensiven Geschmacksnoten braucht es auch oft nicht viel, das ist ziemlich praktisch. Dank der komprimierten Nährstoffe tue ich meinem Körper damit ziemlich viel Gutes. Und am Ende schmeckt es einfach lecker. Die überraschten Gesichter der Gäste eines Wildkräutermenüs sind ohnehin immer eine Wohltat.

Liegt es an dem Überangebot im Supermarkt, dass die meisten Menschen nicht mehr wissen, dass viele heimischen Wildpflanzen vorzügliches Gemüse abgeben?
Ja, auch. Der Supermarkt macht es uns einfach. Zu jeder Zeit bekommt man alles, was man möchte, unabhängig von der Jahreszeit. Und man vertraut natürlich darauf, dass alles, was im Supermarkt liegt, bekömmlich und gesund ist.

Es gibt schon viele, die Wildpflanzen zwar kennen, sich aber schlichtweg noch nicht getraut haben, den nächsten Schritt zu gehen. Zudem sind Wildkräuter aufgrund von Notzeiten in der Vergangenheit mit einem

Armutsimage behaftet, Kulturgemüse war etwas viel Feineres. Dazu kamen in der Nachkriegszeit Fertigprodukte auf, die schnell und einfach zu handhaben sind. Für Wildkräuter benötigt man sicherlich etwas mehr Zeit – heutzutage ein großes Thema. Alles muss schnell gehen! Wenn ich selber sammele, muss ich ggf. einen Weg in Kauf nehmen, plus die Sammelzeit und die Verarbeitung. Am Ende steht da aber ein großes Plus beim Wohlbefinden, denn wenn man selbst mit eigenen Händen sammelt, entschleunigt das und schafft Zufriedenheit. Plötzlich wird aus dem Gedanken „keine Zeit" die Vorstellung von „Wohlfühlzeit".

Was unterscheidet Wildkräuter von dem Gemüse im Geschäft oder auf dem Markt?
Wildpflanzen sind nicht kultiviert und niemand hat sie gezüchtet, sie sind also ziemlich wild und ungebändigt und kämpferisch. Deswegen mögen Gärtner und Bauern sie nicht besonders, das sieht man schon am geläufigen Wort „Un"-Kraut. Wenn man die genannten Eigenschaften aus einem anderen Blickwinkel betrachtet, könnte man auch sagen, sie sind sehr vital, widerstandsfähig und robust. Hier muss kein Mensch helfen beim Wachsen, das können diese Pflanzen alleine. Und dies schaffen sie durch ihre geballte Power an Inhaltsstoffen, die für die Pflanze als Schutzmittel dienen. Diese wiederum sind unglaublich wichtig für verschiedenen Funktionen des Körpers, sprich für unsere Gesundheit und unser Wohlbefinden. Die Qualität ist bei Wildkräutern immer sehr hoch, von Natur aus bio – und man bezahlt ganz genau 0,00 Euro.

Sammeln Sie die Wildkräuter bevorzugt selbst?
Ich sammle meine Wildkräuter nur selbst, das ist mir auch ganz wichtig. Wenn ich unterwegs bin, schalte ich komplett ab, das ist wie Meditation für mich. Da ich auch ständig viel um die Ohren habe als Stadtmensch, ist das absolute Qualitätszeit – die lasse ich mir nicht nehmen. Es gibt natürlich die Möglichkeit, Wildkräuter zu bestellen bei entsprechenden Bio-Gärtnern. Das ist auf jeden Fall eine Alternative für die, die sich herantrauen möchten, aber noch keine Zeit finden konnten.

Gibt es Orte in Köln, die sich fürs Selbersammeln besonders eignen? Oder muss man dafür raus aufs Land?
Sicher, da gibt es unsere Wälder und auch den Grüngürtel, der nicht überall Hundepark ist. Und es wächst ja auch nicht alles am Boden, Holunderblüten kann man getrost in jedem Park sammeln, Hauptsache nicht direkt an der Straße. Wir haben Seen, verlassene Parkplätze und es lohnt sich auch,

den Nachbarn zu fragen, ob man mal seine Wiese begutachten darf. Beim Bio-Bauern nachfragen ist eine weitere Alternative oder auch mal beim konventionellen Bauern, auch hier gibt es ab und zu Flächen, die brachliegen und auf denen keine chemischen Mittel ausgebracht werden. Naturschutzgebiete sind allerdings keine Sammelorte, das ist wichtig zu wissen.

Wieviel Erfahrung und Wissen muss man mitbringen, um Wildkräuter auf eigene Faust sammeln zu können?
Man muss die Pflanzen zweifelsfrei erkennen und bestimmen können, das ist die Grundregel. Es gibt aber einige Pflanzen, die wirklich jeder kennt: Löwenzahn, Gänseblümchen und Brennnessel. Hier kann man sich herantrauen, wenn man sich mit Wildkräutern noch nicht wirklich auskennt. Darüber hinaus ist es dann wichtig, Seminare zu besuchen und sich mit den Pflanzen zu beschäftigen, der Rest kommt dann in der Regel von allein, wenn das Interesse geweckt ist. Meistens ist es nur der erste Schritt, ein erstes An-die-Hand-Nehmen, und wenn die Leute dann ihre erste Lieblingspflanze gefunden haben, sind Sie dabei und mir geht das Herz auf.

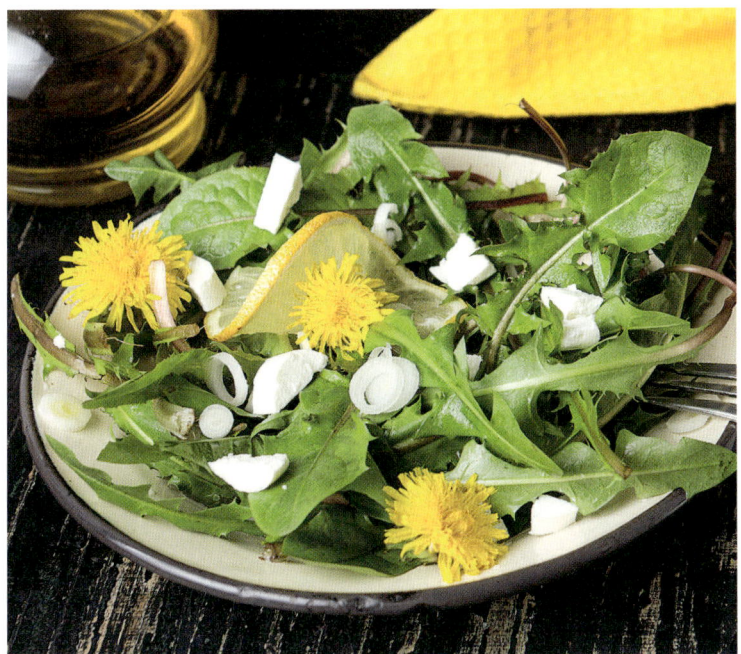

Löwenzahn lässt sich in der Kräuterküche hervorragend und vielfältig verwenden.

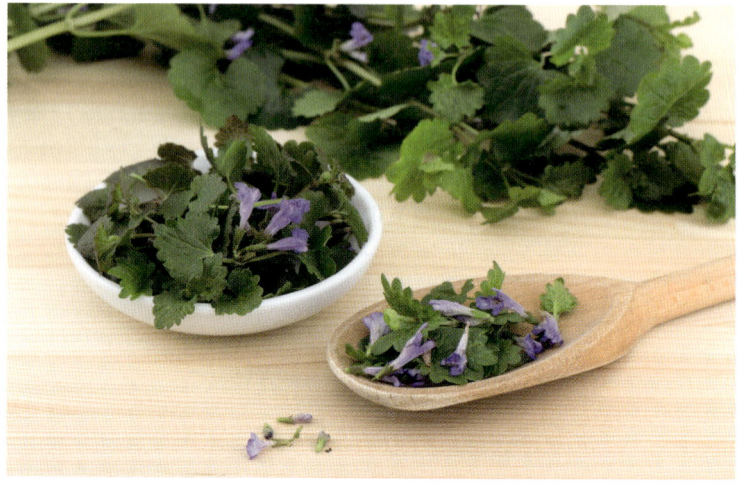

Auch Gundermann eignet sich sowohl für die Naturapotheke als auch für die Wildkräuterküche.

Welche Grundregeln muss man beim Sammeln beachten?
Man sammelt nur die Pflanzen, die man auch wirklich kennt und sicher bestimmen kann. Der Sammelort ist natürlich auch sehr wichtig, Abstand zu Straßen und konventioneller Landwirtschaft ist da unbedingt geraten. Hundewiesen sind ebenfalls keine Sammelorte für bodennahe Kräuter. Das Schonen der Bestände ist ein weiterer wichtiger Punkt. Es gibt einen schönen Spruch, der genau das beschreibt: Verlasse den Ort so, dass niemand sieht, dass du dort warst. Will heißen, keinen Kahlschlag verursachen und einzelne Pflänzchen an Ort und Stelle belassen. Die Tageszeit und das Wetter spielt insbesondere bei Heilpflanzen eine Rolle. Am besten, es hat drei Tage nicht geregnet, und dann sammelt man am Vormittag des dritten Tages. So sind die Wirkstoffe am besten verfügbar und die Pflanzen vor allem nicht feucht, denn das würde beim Anlegen von Vorräten zu Schimmelbildung führen.

Gibt es Wildkräuter, die besonders leicht zu verwechseln sind mit ungenießbaren oder gar giftigen Pflanzen?
Beim Bärlauch muss man sicher aufpassen, dass kein Aronstab oder Maiglöckchen in die Ernte wandert. Der Geruchstest hilft hier nicht, das geht nur über das Bestimmen per Auge. Daher empfehle ich stets eine „Qualitätskontrolle" zu Hause. Also noch mal alles begutachten und prüfen, ob nicht doch mal ein falsches Blatt in den Korb gewandert ist. Gundermann

und Knoblauchrauke wird im Frühjahr gerne mit Nelkenwurz verwechselt, der ist zwar nicht giftig, schmeckt aber nicht. Beinwell könnte man mit dem Fingerhut verwechseln, da ist wieder das Sehen und Tasten gefragt. Und generell gilt: Alle Doldenblütler, die Blätter wie das bekannte Möhrengrün haben, sollten nur von Profis gesammelt werden, denn hier gibt es ein paar giftige Vertreter: z. B. Hundspetersilie, Schierling und Taumelkälberkropf. Es gibt aber zum Glück genügend Wildkräuter, die einfach zu erkennen sind, sodass man Doldenblütler einfach außen vor lassen kann.

Gibt es Wildkräuter, die Sie immer in Ihrer Küche vorrätig haben?
Ich bin ein großer Fan von Doldenblütlern, denn die Pflanzen haben viele ätherische Öle, also Aroma und Würze, sind besonders im Winter gut für die Verdauung und schenken Wärme. Das kennen viele von Fenchel, Anis und Kümmel, die auch zu dieser Pflanzenfamilie zählen. Namentlich sind das bei mir die Samen von Wiesen-Bärenklau, Wilder Möhre, Giersch und wildem Fenchel. Ich mahle die Samen mit Getreide direkt in der Mehlmühle, das Aroma ist unvergleichlich und der Geschmack des Brotes später auch. Fenchel kommt in jede Brühsuppe und in meine eigenen Currymischungen wandern die gemörserten Samen auch. Dann nutze ich getrocknete Kräuter einerseits als Tees oder als getrocknete Gewürzmischungen, z. B. Beifuß und Brennnessel gemischt für Pizzasauce.

Ist Ihre Wildkräuterküche im Winter geschlossen?
Seminare gebe ich bis Oktober/November. Danach habe ich eine Pause und auch die Pflanzen. Die dürfen sich nun sammeln für die kalte Jahreszeit, jeder Eingriff ist hier für mein Empfinden störend. Dies ist übrigens eine ganz traditionelle Handhabung. Ich sammle selber nur sehr, sehr selten bis Februar. Ab und zu mal Wurzeln wie z. B. vom Löwenzahn, der ist sehr robust. Und wenn ich Brennnesseln finde, auch die, sollten diese nicht schon von Insekten zum Überwintern aufgesucht worden sein. Im Winter lebt man von den Vorräten, die man über das Jahr geschaffen hat.

Gibt es Heilpflanzen, die Sie besonders schätzen?
Auf jeden Fall die Brennnessel, die Königin unter den Wildpflanzen. Sie ist eine wunderbare Nahrungspflanze und dazu unglaublich gesund und heilsam, da z. B. blutreinigend und blutbildend. Das ist gut für die Haut, unser größtes Organ. Ich hatte als Kind Neurodermitis, dank der Brennnessel habe ich damit keine Probleme mehr. Dazu Schafgarbe, da sie krampflösend ist und äußerlich angewendet für ein ausgeglichenes Hautbild sorgt. Von ihr nutze ich auch gerne das ätherische Öl in Tiefblau (Azulen wird

beim Destillieren gebildet) für meine Naturkosmetik. Und bei mir steht Salbei auch ganz oben an für Erkältungen und damit einhergehende Entzündungen, auch im Magenbereich. Dann gibt es da noch die Blüte der Linde, die schon eine ganz alte Erinnerung aus meiner Kindheit ist. Mit meiner Großtante (sie war Imkerin und kannte sich auch gut mit Wildpflanzen aus) habe ich abends immer den Tee getrunken, er ist schweißtreibend und beugt Erkältungen vor. Heute mein Mittel der Wahl, wenn ich fröstelnd nach Hause komme.

Was erwartet die Besucher Ihrer Führungen?
Zunächst einmal dürfen sich die Besucher auf knapp zehn Wildpflanzen freuen, die sie so noch nie gesehen oder genauer betrachtet haben. Ich versuche immer verschiedene Themengebiete abzudecken, dazu gehören grundsätzliche Erkennungsmerkmale der Pflanzen, Geschichte, Kulinarisches, Pflege- und Heilmittel. Dann geht es an die Praxis. Die Leute sollen fühlen, schauen, riechen und schmecken. Ich gebe viele Hinweise zu verschiedenen Verarbeitungsmöglichkeiten, da spielen meine eigenen Erfahrungen natürlich eine Rolle. Ich suche auch meine Veranstaltungsorte genau aus. Das sind in der Regel Bauernhöfe, Bio-Gärten und auch mal ein Walnusswald. Ich unterstütze damit regionale und ökologisch wirtschaftende Betriebe, die mit Leidenschaft und im Einklang mit der Natur arbeiten. Ich bin sicher, dass die Menschen merken, dass hinter meinen Kursen liebevolle Vorbereitung, ein konkretes Ziel und viel Freude stecken. Das vermittele ich auch beim Thema Pflanzen entdecken: Wie schafft man es, mit Spaß in die Wildkräuterkunde einzusteigen? Der Auftakt ist immer ein Kräutergetränk und der Abschluss eine Verkostung, denn die Kräuter nur pur zu essen ist manchmal schon eine Herausforderung, da es ganz neue und teils auch intensive Geschmäcker (Gewürzpflanzen) sind. Die verarbeiteten Kräuter machen die Sache erst rund – ich hatte noch keinen Teilnehmer, der meine Brennnesselsuppe nicht geliebt hat. Das spricht doch für sich bei dieser sonst so verachteten Pflanze.

Was bedeutet der Aufenthalt in der Natur für Sie?
Ruhe, Klarheit, Verantwortung, Genuss und Ankommen.

Sie führen viele Menschen durch die Natur. Müssen Sie oft Hindernisse bei den Teilnehmern von Führungen überwinden, abbauen?
Es gibt manchmal Skeptiker, aber selbst die sind überzeugt, sobald sie die Pflanzen verarbeitet und gegessen haben. Manche Menschen haben einfach Angst vor Giftpflanzen oder davor, etwas zu verwechseln. Das ist aber eine

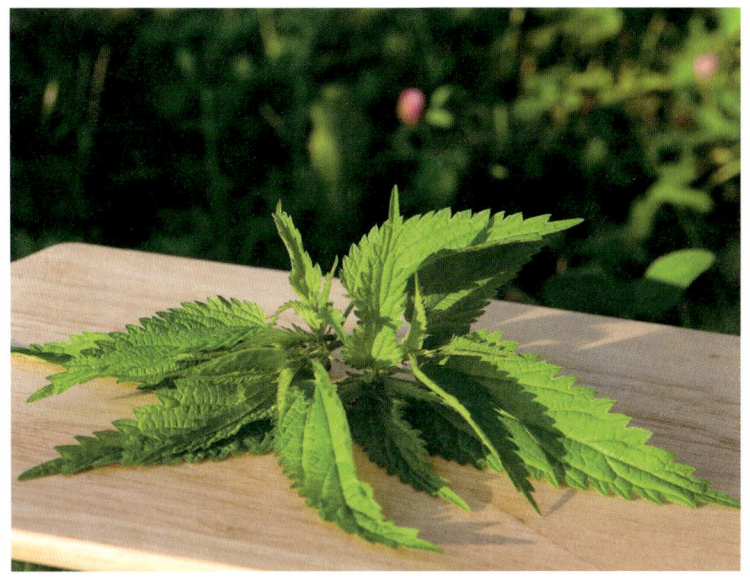

Ob im Salat oder in der Suppe - Brennnesseln sind gesund und schmackhaft.

natürliche, gesunde Angst, die man durchaus durch Erfahrung eindämmen kann. Mein Ziel am Ende einer Führung ist, dass mehr als die Hälfte mit mir die Brennnessel roh isst. Klappt immer!

Haben Sie den Eindruck, dass die meisten Ihrer Gäste offen sind oder müssen Sie da oft auch Überzeugungsarbeit leisten?
Das passiert nur, wenn Leute mitgebracht werden und kein echtes Interesse haben. Aber selbst hier gibt es Überraschungen. Ich hatte schon einen Teilnehmer, der absolut fasziniert war, obwohl er zunächst vollkommen desinteressiert an die Sache herangegangen ist. Meine Teilnehmer sind in der Regel sehr offen und möchten lernen, sich in der Natur besser auszukennen. Ich habe nie das Gefühl, überzeugen zu müssen, sondern einfach nur zu informieren und anzuleiten.

Haben die Besucher Ihrer Führungen eine klare Zielvorstellung oder kommen die oft auch ohne klare Erwartungshaltung?
Meine Teilnehmer merken einfach, dass sie rausgehen, Pflanzen sehen und nicht wissen, was es für Pflanzen sind. Das kommt den meisten dann komisch vor. Ist es ja auch. Das heißt, hier ist das Ziel klar: ein erster Kontakt und eine paar Pflanzen kennenlernen. Dann gibt es Menschen, die

neue Pflanzen kennenlernen möchten, in den ersten Monaten des Jahres kommen da ja stetig neue hinzu. Manchmal sind da auch Besucher, die sich schon etwas auskennen und etwas Spezielles erfahren wollen, z. B. welche Kräuter für Smoothies oder für eine schönes Hautbild gut sind. Viele wollen sich grundsätzlich gesünder und regional ernähren.

Haben Sie den Eindruck, dass die Leute auch wieder stärker anfangen, selbst anzupflanzen, um die Pflanzen dann zu nutzen?
Auf jeden Fall. Viele meiner Besucher, die einen Garten besitzen, nehmen sich Pflänzchen oder Samen mit und integrieren diese in ihr Areal. Und was besonders ankommt ist, wie ich es nenne „wild & urban herbaling“,

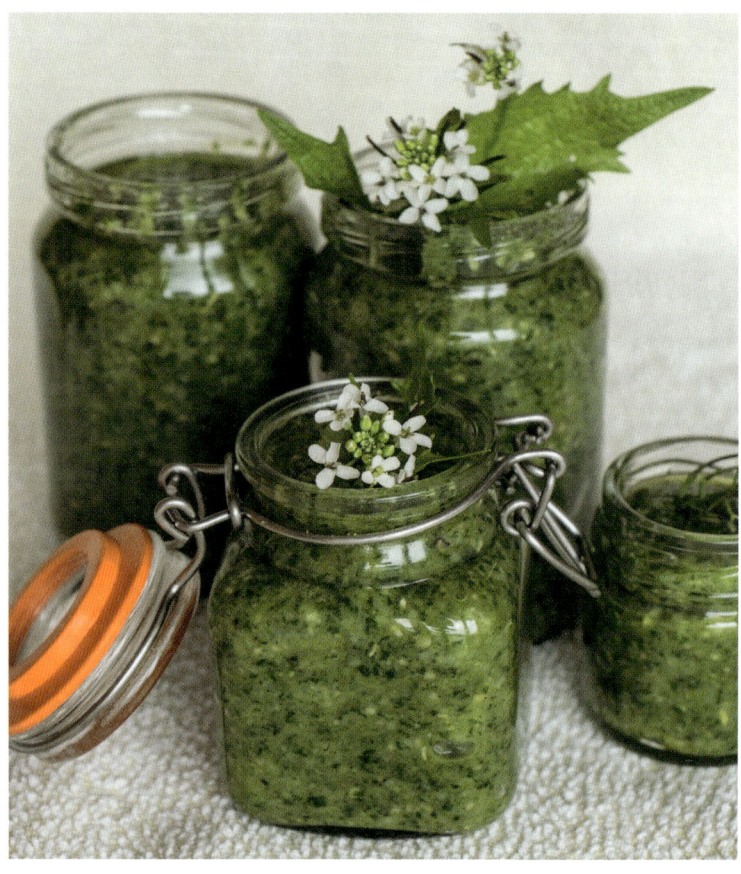

Wildkräuterpesto ist eine ideale Alternative zum Basilikum-Standard.

also Wildkräuter in Balkonkästen, Kübeln & Co für die Fensterbank oder den Balkon. Das ist besonders für Städter interessant, die nicht die Möglichkeit haben, im Garten zu pflanzen. Zudem kann man die Kräuter so täglich beobachten und sie ganz schnell kennenlernen. Das ist sehr interessant für viele. Die meisten nehmen sich natürlich ihre Lieblingspflanze mit. Im Frühjahr ist das meist die Knoblauchrauke.

Gibt es Leute, die immer wieder zu Ihren Führungen kommen?
Ja, die gibt es. Und genau so ist es auch richtig, denn wenn man über das gesamte Pflanzenjahr immer wieder rausgeht und sammelt und dabei lernt, fällt es viel leichter, die Pflanzen zu identifizieren. Es gibt ja das ganze Jahr über unterschiedlichste Pflanzen zu entdecken und dazu unterschiedliche Wachstumsstadien, bei denen sich auch schon mal die Blattform sehr verändern kann. Außerdem biete ich unterschiedliche Kurse an, in denen die Kräuter verarbeitet werden, das mögen die Menschen.

Haben Sie den Eindruck, dass es bei den Teilnehmern auch richtig fruchtet, dass das nicht nur eine Sache ist, die sie zur Unterhaltung machen und dann schnell wieder vergessen?
Teils, teils. Es gibt viele Leute, die wirklich Interesse haben und nach einer Kräuterwanderung Neuentdecktes direkt anwenden und erproben. Genau dann ist der Funke übergesprungen. Ich bekomme oft E-Mails, in denen mir erzählt wird, dass ganz alleine tolle Wildkräuter entdeckt und verarbeitet wurden. Diejenigen mit Garten sind auch sehr aktiv. Und natürlich gibt es auch Neugierige, die einfach nur mal aus Lust und Laune reinschnuppern oder eine Freizeitaktivität im Grünen geplant hatten. Aber selbst da wurde ein Impuls gesetzt und es reicht ja auch, wenn diese Leute davon berichten. Ich sehe grundsätzlich eine steigende Tendenz zur ersten Gruppe!

Sie bieten auch eine Kombination Yoga und Wildkräuterküche an. Wie geht das zusammen?
Das Hauptthema ist Entspannung und generell etwas Gutes für den Körper zu tun und dabei ganzheitlich zu denken. Das ist beim Yoga so und bei Wildkräutern ebenfalls. Beides wirkt nicht nur punktuell, sondern hat viele Auswirkungen, geistig und körperlich. Wenn man Kräuter sammelt, nimmt man weitaus mehr auf als einen Korb voll Nahrung oder Heilpflanzen: Zeit im Grünen beruhigt uns, entspannt die Muskeln und man schaltet ab. Das ist wie Meditation. Genau wie beim Yoga!

DIE PFLANZEN

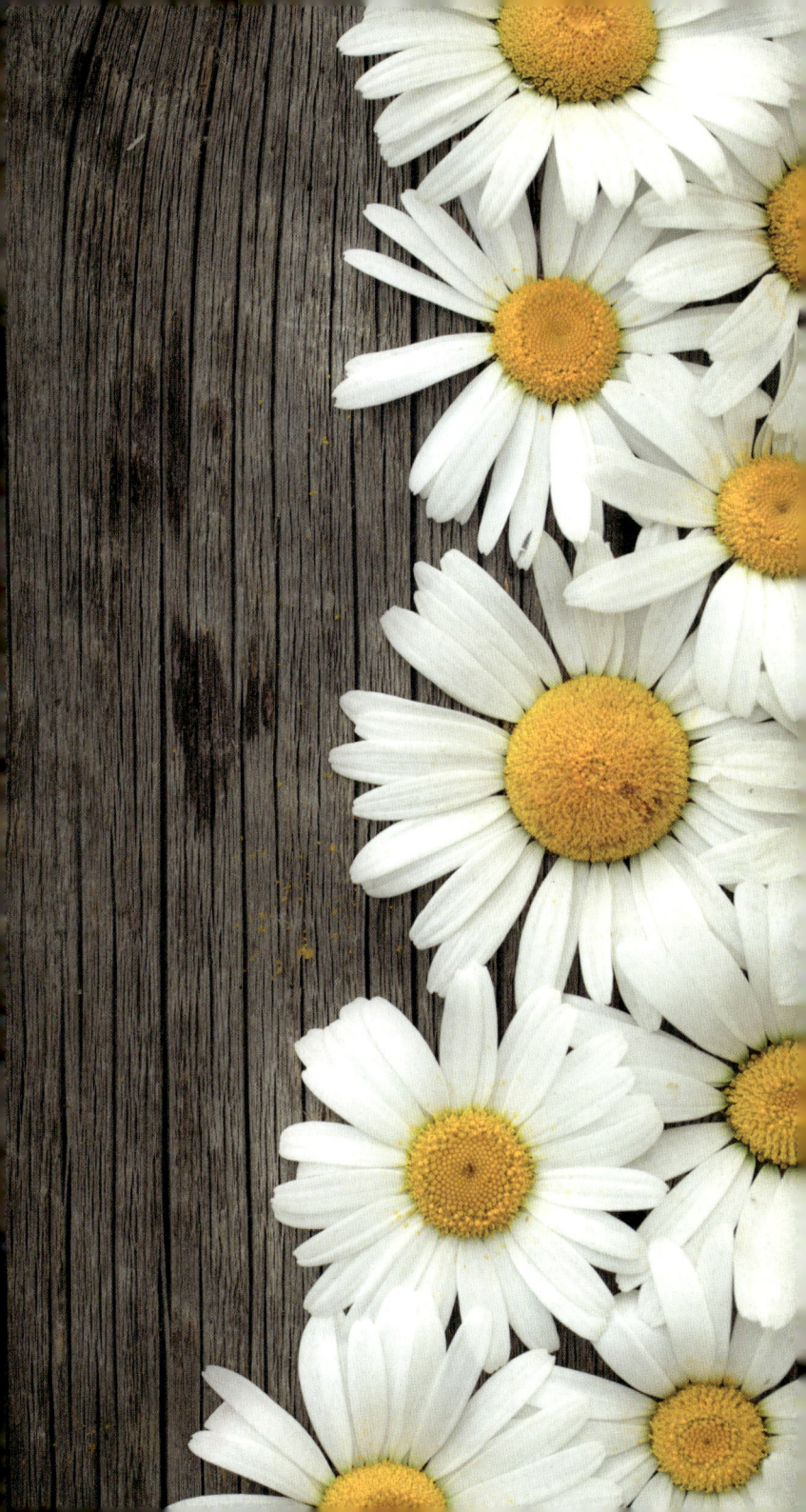

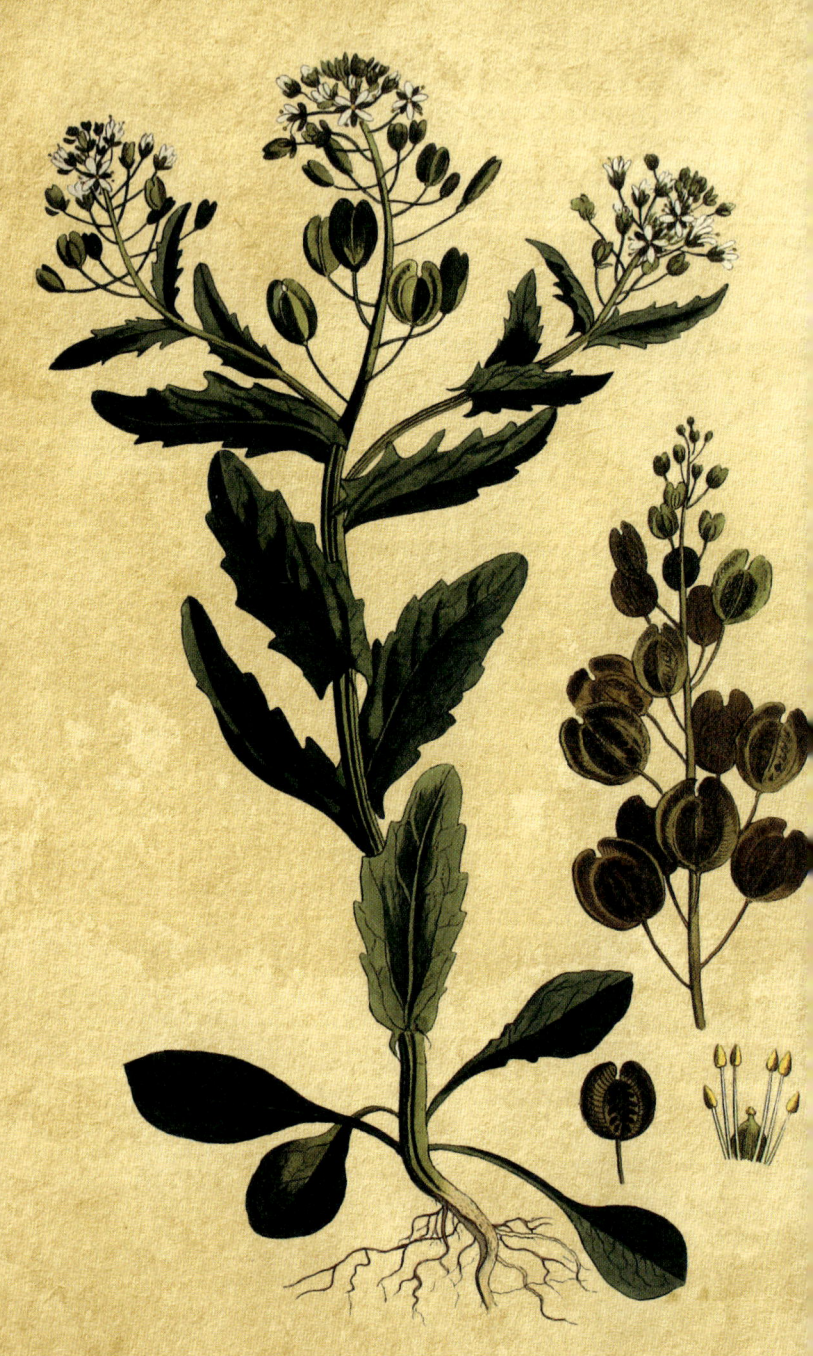

ACKER-HELLERKRAUT
Thlaspi arvense

Das Acker-Hellerkraut ist ein weit verbreitetes Wildkraut, das nährstoffreiche Lehm- und Tonböden bevorzugt und vor allem auf Äckern, Weinfeldern und in Gärten zu finden ist. Die einjährige Pflanze wird 10–40 cm hoch und kann mit ihren Wurzeln bis in 50 cm Tiefe hinabreichen. Die Pflanze hat kantige Stängel, an deren Ende sich kleine weiße Blüten in einen traubigen Blütenstand öffnen. Aus ihnen entwickeln sich rundliche Schoten, die schwarze Samen enthalten. Die auffällig breit geflügelten Schotenfrüchte erinnern an kleine Münzen (Heller).

Zwischen Mai und Juni blüht das Acker-Hellerkraut. Die Samen reifen von August bis September.

Der hohe Vitamin-C-Gehalt machte das Acker-Hellerkraut in früheren Jahren zum idealen Helfer gegen Skorbut. Bei eitrigen Wunden oder Geschwüren setzt man das Kraut zudem äußerlich in Form eines Breiumschlags oder als Sitzbad ein.

Heute ist das Acker-Hellerkraut als Heilpflanze nicht mehr so bekannt. Es enthält aber viele antibakterielle und entzündungshemmende Inhaltsstoffe wie z. B. Senföl. Der Tee kann daher bei Nieren- und Harnwegsentzündung eingesetzt werden. Durch den hohen Magnesiumgehalt hilft die Heilpflanze auch bei krampfartigen Menstruationsbeschwerden. Äußerlich lindern Waschungen oder Sitzbäder mit Acker-Hellerkraut Entzündungen der Haut und Schleimhäute.

INHALTSSTOFFE: ätherisches Öl, Senföl, Bitterstoffe, Vitamine, bes. Vitamin C, und Magnesium

ANWENDUNGSGEBIETE: Erkältung, Rheuma, Menstruationsbeschwerden, Wucherungen der Gebärmutterschleimhaut (Endometriose), Scheidenentzündungen (Sitzbad)

REZEPTE

Acker-Hellerkraut
Thlaspi arvense

ACKER-HELLERKRAUT-SALZ:
80 g frische Samen inklusive der Schoten im Mixer zerkleinern, mit 20 g Meersalz mischen und in kleines Gläschen geben. Gut mischen und mit einem Löffel festdrücken. Zum Herstellen von Marinaden, Salaten oder Brotaufstrich.

SCHLEIMLÖSERTEE BEI ERKÄLTUNG, HUSTEN UND GRIPPE:
2 TL Acker-Heller-Kraut mit 200 ml kochendem Wasser übergießen und 5 Minuten ziehen lassen, dann abseihen. 3 Tassen pro Tag trinken.

BLUTREINIGUNGSTEE BEI RHEUMA, GICHT UND ZUR ENTSCHLACKUNG:
1 TL Samen mit 200 ml kaltem Wasser aufsetzen und einmal aufkochen lassen. 10 Minuten ziehen lassen. 2–3 Tassen pro Tag trinken.

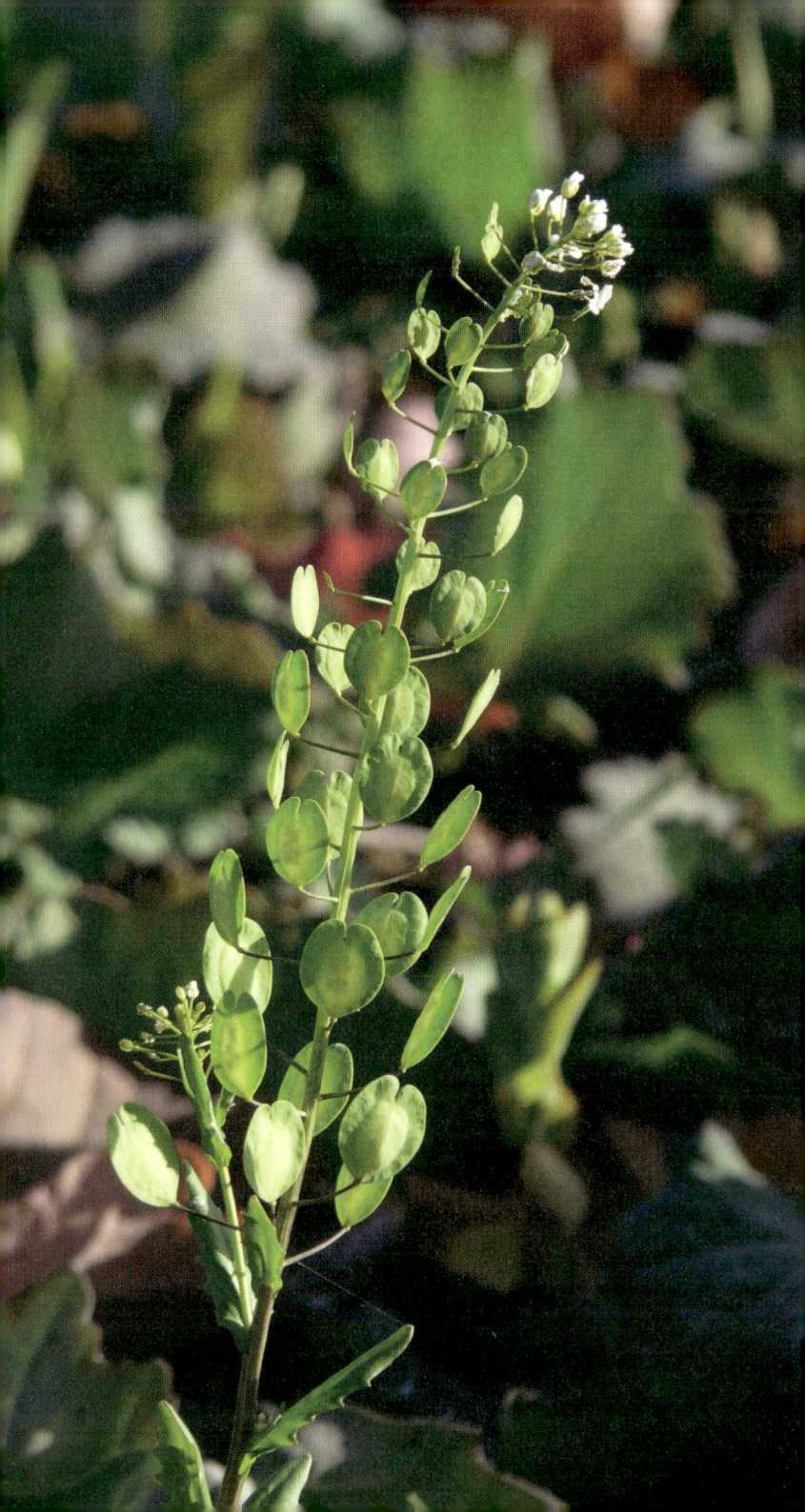

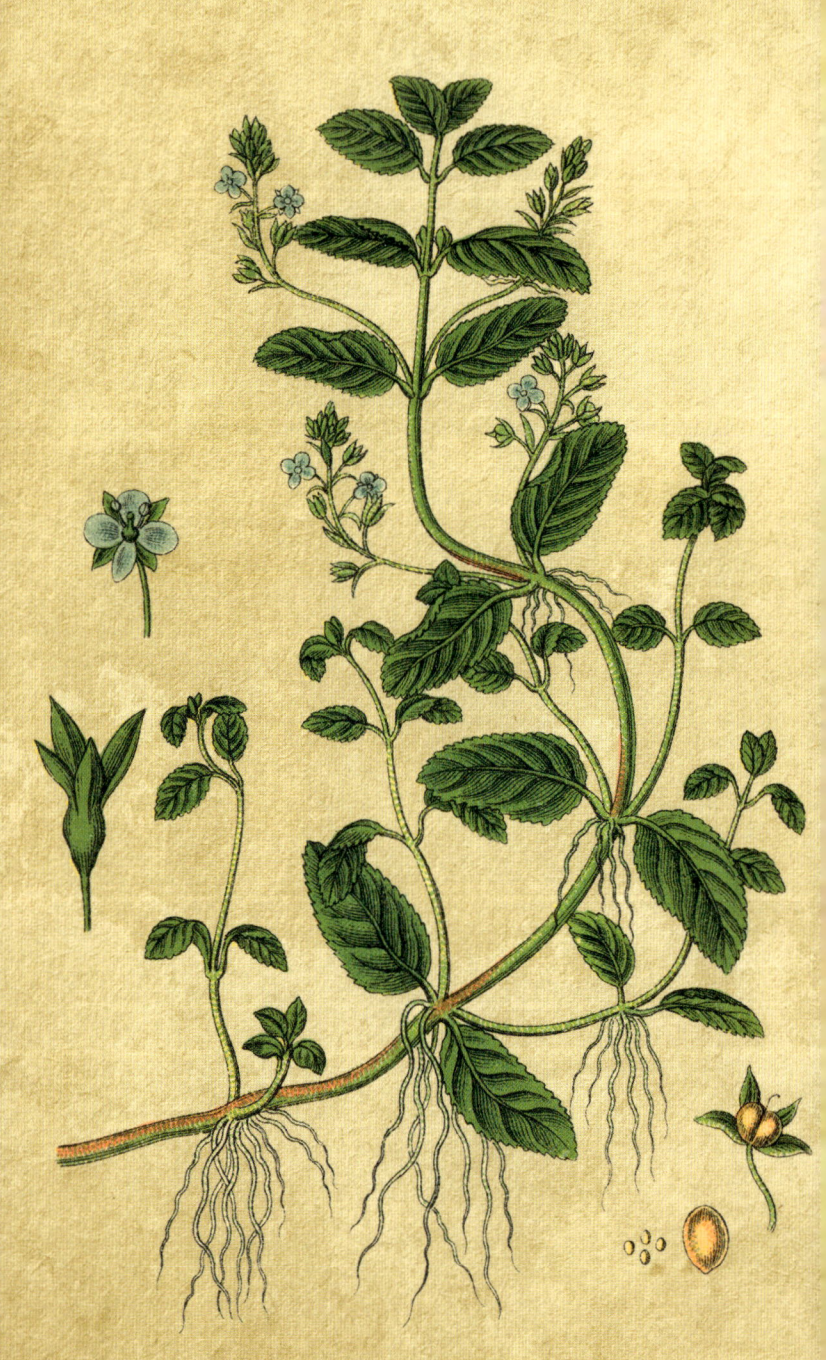

BACHBUNGE
Veronica beccabunga

Wie der Name schon andeutet, findet man die Bachbunge am Ufer von Flüssen und Bächen. Die mehrjährige Pflanze kann bis zu 60 cm hoch werden, wobei sie gerne zur Hälfte unter Wasser steht. Erkennen kann man die Bachbunge an ihren glänzenden, rundlich-ovalen Blättern mit gezahntem Rand. Die Stängel sind rund und hohl. Von Mai bis August erblühen die hübschen vierblättrigen, himmelblauen Blüten. Die Bachbunge vermehrt sich durch Wurzelausläufer, die dafür sorgen, dass an geeigneten Standorten dichte Pflanzenpolster entstehen. Die frischen Blätter des Bachbungen-Ehrenpreises schmecken ähnlich wie Kresse.

Die Bachbunge ist sehr vitalstoffreich. Bis ins 17. Jahrhundert galt sie quasi als Allzweckheilmittel bei fiebrigen Atemwegserkrankungen, Rheuma, Hautausschlägen und Hämorrhoiden. Hildegard von Bingen empfahl Gichtkranken frisches, in Butter gedünstes Bachbungenkraut zu verzehren. Die sekundären Pflanzenstoffe wirken harntreibend, blutreinigend, entzündungshemmend und antibakteriell. Zudem ist die Bachbunge reich an Vitamin C, was sie früher zu einem Medikament gegen Skorbut machte.

Heute wird die Bachbunge gerne als stoffwechselanregendes, blutreinigendes Wildkraut für Frühjahrskuren verwendet.

Man sollte die Pflanze sehr gut waschen bzw. nur obere, junge Triebe sammeln, da Larven oder Leberegel an den Blättern haften können.

INHALTSSTOFFE: Gerbstoffe, Bitterstoffe, Glykoside und Flavonoide

ANWENDUNGSGEBIETE: Ausschläge und Geschwüre, zur Blutreinigung und Senkung des Cholesterinspiegels, bei Frühjahrsmüdigkeit, Fieber, Husten, Verdauungsschwäche, Blasensteinen

REZEPTE

Bachbunge
Veronica beccabunga

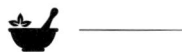

UMSCHLAG BEI RHEUMA, GICHT, EKZEMEN UND ALTERSHAUT (JUCKREIZ):

2 EL Bachbunge mit 0,5 l kochendem Wasser übergießen, 10 Minuten ziehen lassen und abseihen. Ein Baumwolltuch darin tränken und auf die betroffenen Stellen tupfen oder einen Umschlag machen der 10 Minuten verbleiben sollte. Zusätzlich empfiehlt sich die innere Anwendung mit Tee oder Tinktur.

TINKTUR BEI LEBERSCHWÄCHE UND ZUR STOFFWECHSEL-ANREGUNG BEI ÜBERGEWICHT:

20 g blühendes Kraut in einem Schraubglas mit 100 ml 40%igem Doppelkorn 3–4 Wochen ansetzen, mehrmals täglich schütteln, dann abfiltern. In dunklen Flaschen aufbewahren. 2–3 mal täglich 15–20 Tropfen in warmem Wasser einnehmen. Kuranwendung für 3 Wochen.

TEE BEI ATEMWEGSERKRANKUNGEN, HUSTEN UND HEISERKEIT (TEE MIT HONIG SÜSSEN):

2 TL Kraut, 200 ml kochendes Wasser, 5–10 Minuten ziehen lassen, 2–3 Tassen pro Tag trinken.

WUNDPULVER:

Das getrocknete Kraut wird pulverisiert. Auf Wunden gestreut fördert das Pulver die Heilung von schlecht heilenden Wunden.

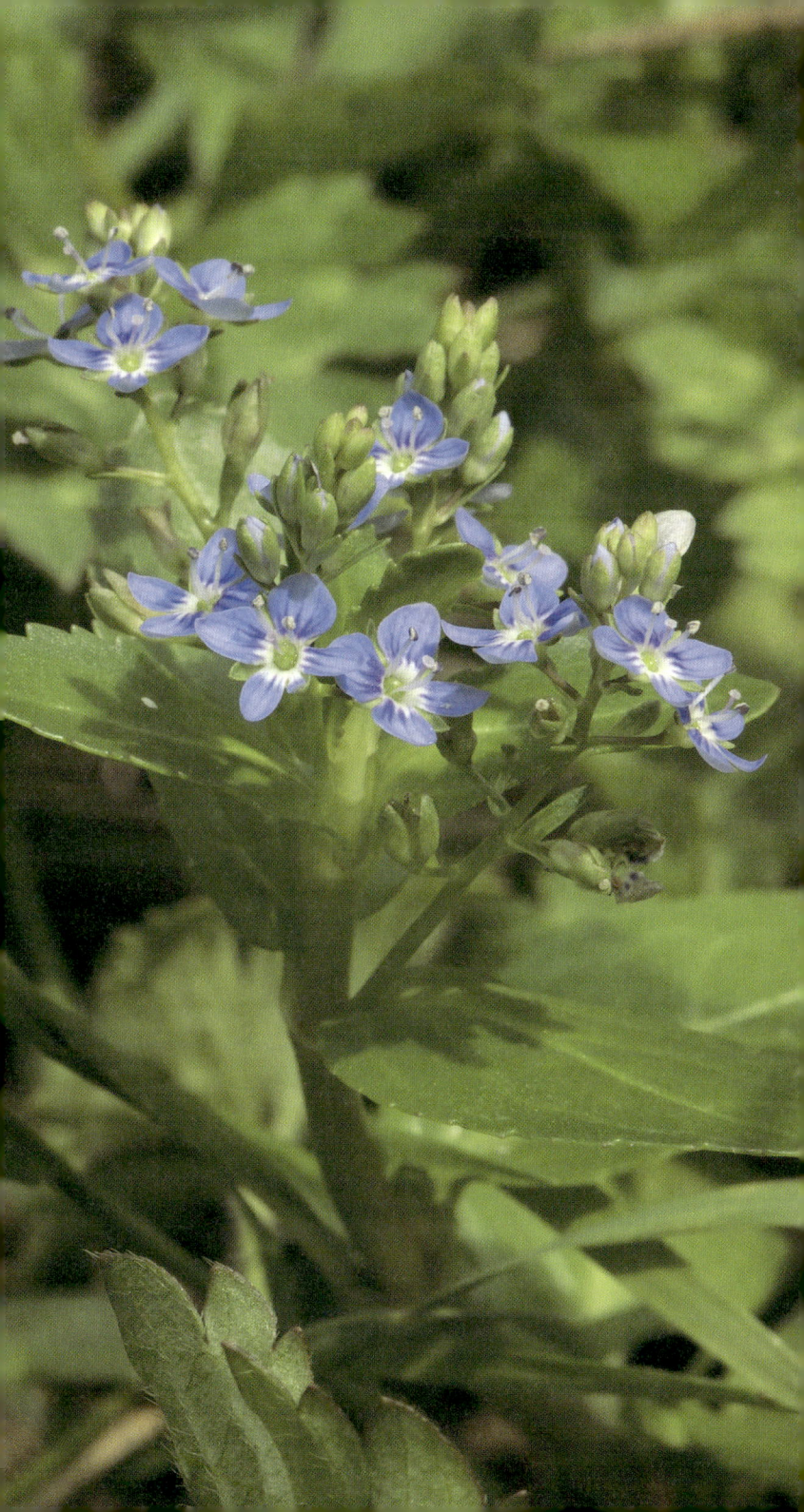

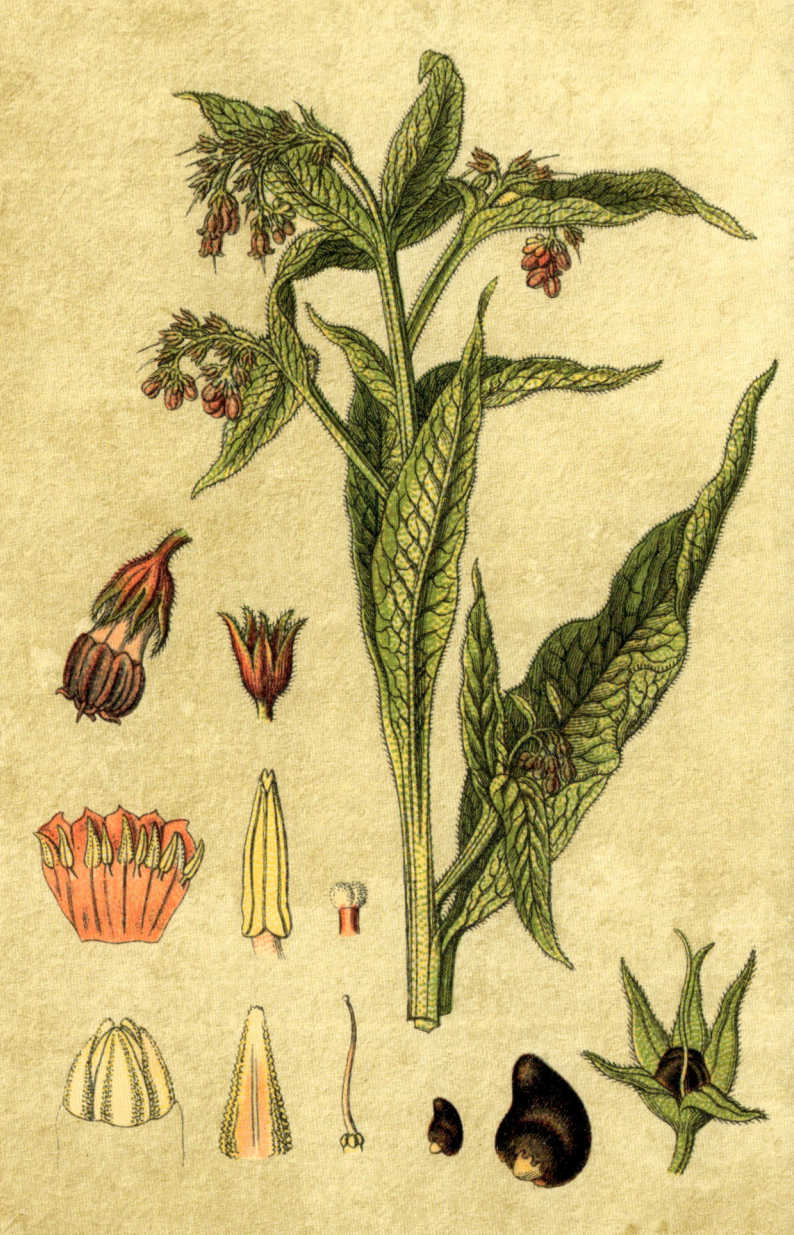

BEINWELL

Symphytum officinale

Beinwell ist eine mehrjährige Pflanze, die sich in feuchtem, stickstoffhaltigem Boden in Ufernähe, auf Wiesen oder Waldlichtungen wohlfühlt. Die ausdauernde Heilpflanze erreicht eine Wuchshöhe von bis zu 1 m. Die runzeligen Blätter sind wie der Stängel rau behaart und spitz zulaufend. Die hängenden, glockenartigen Blüten sind rötlich violett oder gelbweiß.

Beinwell blüht von Mai bis Juli. Blüten und Blätter schmecken gurkenartig und können roh oder gegart gegessen werden. Die Wurzeln kann man von September bis ins Frühjahr ernten. Aufgeschnitten fühlt sich die Wurzel schleimig an und ähnelt geschmacklich Schwarzwurzeln.

In der Vergangenheit wurde Beinwell als Küchen- und Heilkraut hochgeschätzt. Hildegard von Bingen empfahl ihn als Wund- und Knochenheilkraut. Auch heute ist Beinwell eine wichtige Heilpflanze. Er wird häufig bei Erkrankungen oder Schmerzen des Bewegungsapparats eingesetzt. Die wundheilenden und schmerzlindernden Wirkungen sind durch Studien belegt. Besonders bei stumpfen Verletzungen und schmerzhaften Muskeln kommt Beinwell in Form von Umschlägen, Salben oder Cremes zum Einsatz. Bei kleineren Verletzungen der Haut hilft ein frisches, etwas angestoßenes Blatt, das auf die betroffene Hautpartie gelegt wird.

Beinwell enthält Pyrrolizidinalkaloide. Da dieser Stoff möglicherweise leberschädigend wirkt, sollte Beinwell nur gelegentlich in geringen Mengen verzehrt werden. Die äußerliche Anwendung ist hingegen unbedenklich.

INHALTSSTOFFE: Allantoin, Gerbstoffe, Schleimstoffe, Kieselsäure, Cholin, Inulin, Triterpene, Asparagin, Phytosterole, Pyrrolizidine

ANWENDUNGSGEBIETE: Muskel- und Gelenkbeschwerden, Sehnenscheidenentzündung, Knochenbruch, Prellung

REZEPTE

Beinwell
Symphytum officinale

BEINWELLSALBE (NACH FISCHER-RIZZI) BEI BLUTERGÜSSEN, STUMPFEN VERLETZUNGEN, KNOCHENERKRANKUNGEN UND SEHNENSCHEIDENENTZÜNDUNGEN:

100 g frische Beinwellwurzel, 100 g Olivenöl, 14 g Wollwachs oder Sheabutter, 4 g Bienenwachs

Die Wurzeln waschen und klein schneiden. Wollwachs oder Sheabutter in einem Topf schmelzen, das Öl zugeben. Die Wurzeln untermischen und ca. 20 Minuten unter ständigem Rühren erhitzen, jedoch nicht kochen lassen. Durch ein Tuch seihen, gut ausdrücken und in den sauberen Topf zurückschütten. Jetzt das Bienenwachs in einem anderen Topf im Wasserbad schmelzen und unter Rühren zu der Öl-Wollwachs-Mischung geben. Nochmals erwärmen, damit sich alles gut verbindet. In Salbentöpfchen füllen. Kühl aufbewahrt ist die Salbe ca. 1 Jahr haltbar.

BEINWELLPULVER BEI KNIESCHMERZEN, VENENENTZÜNDUNGEN, GICHT UND GESCHWÜREN:

Die getrocknete Wurzel wird fein gemahlen und mit heißem Wasser zu einem Brei vermischt. Den Brei auf ein Tuch streichen und auf die betroffene Körperstelle auflegen, über Nacht einwirken lassen.

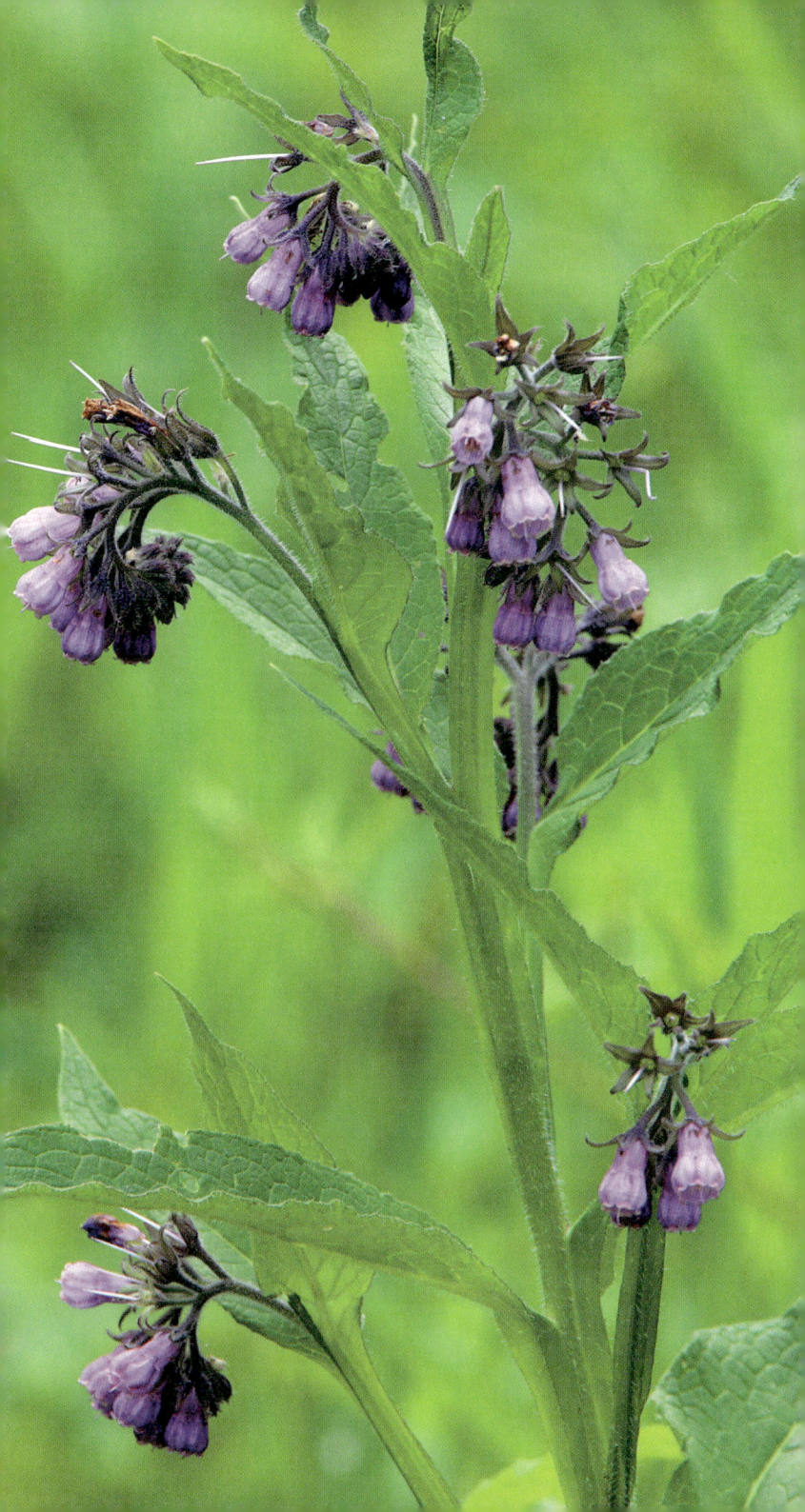

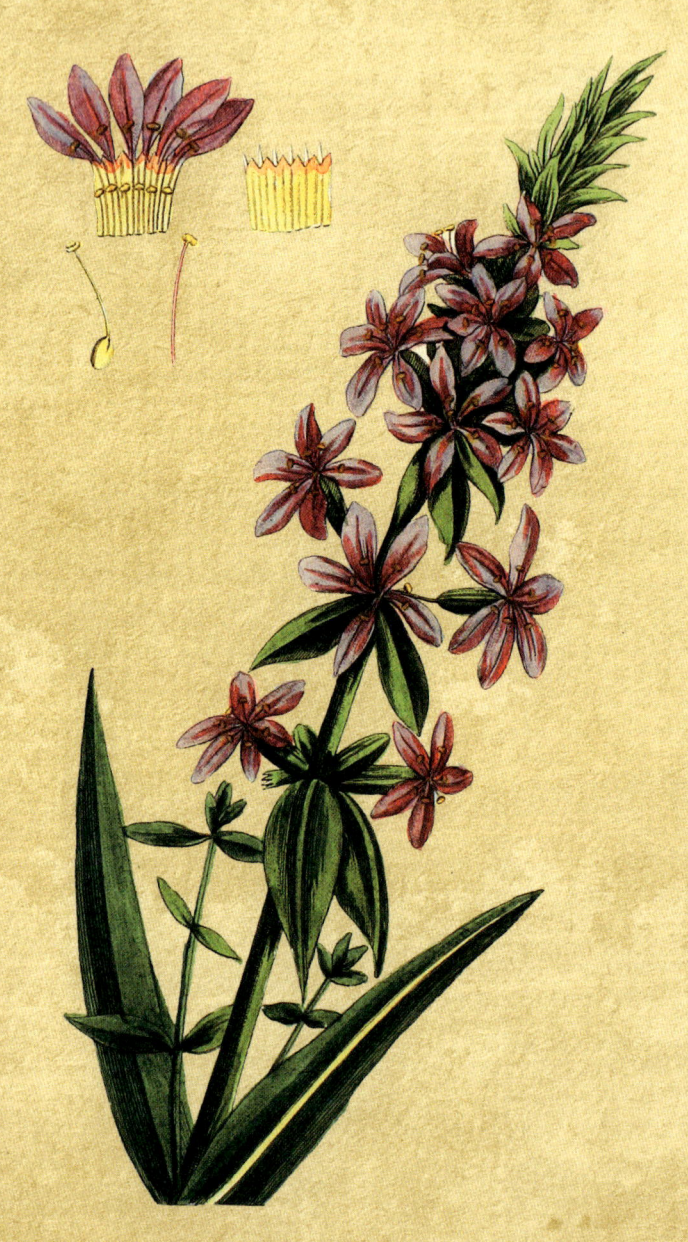

BLUTWEIDERICH

Lythrum salicaria

Mit einer Wuchshöhe von bis zu 2 m und den zahlreichen lila bis roten, im Hochsommer (Juli bis September) erscheinenden Blüten ist der Blutweiderich eine schöne Erscheinung und mittlerweile auch eine beliebte, robuste Gartenpflanze.

Er bevorzugt sonnige, feuchte und nährstoffreiche Standorte wie Ufer, Moore und Sümpfe.

Im Gegensatz zu herkömmlichen mehrjährigen Stauden, die sich im Winter vollständig unter die Erde zurückziehen, treibt er im Frühjahr aus Knospen, die aus seinen oberirdischen, knapp oberhalb der Erde liegenden Teilen sprießen.

Seine Blüten wachsen ährenförmig an behaarten sechskantigen Stängeln und bilden Staubblätter und Griffel von unterschiedlicher Länge aus. Die Wahrscheinlichkeit einer Eigenbestäubung soll so vermindert werden. Auch der Pollen kann unterschiedliche Färbungen aufweisen.

Bereits in der Antike nutzte man den Blutweiderich innerlich wie äußerlich als Heilpflanze. Sein hoher Gehalt an Gerbstoffen, darunter vor allem Tannine, begründet die adstringierende, blutungsstillende und entzündungshemmende Wirkung. Das Gewebe, etwa einer entzündeten Schleimhaut, zieht sich zusammen und verdichtet sich – so können Bakterien und Keime schlechter eindringen und die Sekretausscheidung wird reduziert. Das ist besonders bei Durchfallerkrankungen nützlich, aber auch bei starken Blutungen. Menstruationsbeschwerden und Zahnfleischbluten sind weitere Anwendungsgebiete. Äußerlich wird der Blutweiderich auch zur Linderung von Ekzemen und bei Krampfadern angewendet.

INHALTSSTOFFE: Gerbstoffe (Tannine), Flavonoide

ANWENDUNGSGEBIETE: Durchfall, Blutungen, Schleimhautentzündungen im Verdauungstrakt, Ekzeme

REZEPTE

Blutweiderich
Lythrum salicaria

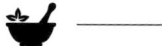

TEE BEI DURCHFALL, NASENBLUTEN UND ZU STARKER MENSTRUATION:
1 gehäufter TL frisches oder getrocknetes Kraut mit 250 ml kochendem Wasser übergießen, 5 Minuten ziehen lassen. 3 Tassen täglich.

SITZBAD BEI SCHEIDENENTZÜNDUNG UND JUCKREIZ:
100 g einer Mischung aus Blutweiderich, Schafgarbe und Ringelblüten mit 2 l kochendem Wasser übergießen, 10 Minuten ziehen lassen, dann abseihen.

Absud in eine Sitzbadewanne geben, mit kaltem Wasser auffüllen, bis eine Temperatur von 38 °C erreicht ist. Das Wasser sollte bis zur Hüfte reichen. 15–20 Minuten im Bad verweilen. Nach dem Bad nicht abtrocknen, sondern mit Badetuch oder -mantel im Bett ca. 1 Stunde nachruhen.

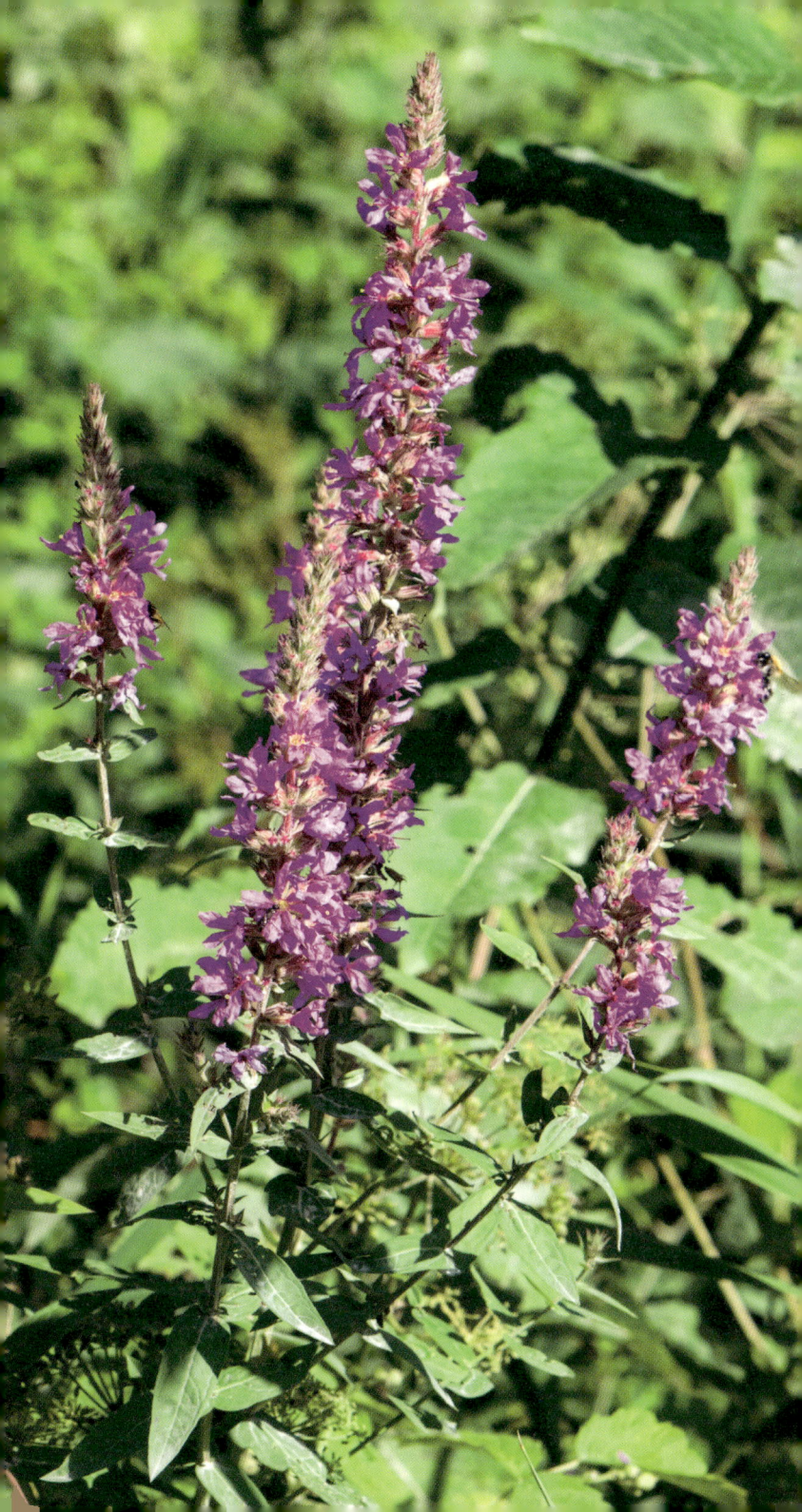

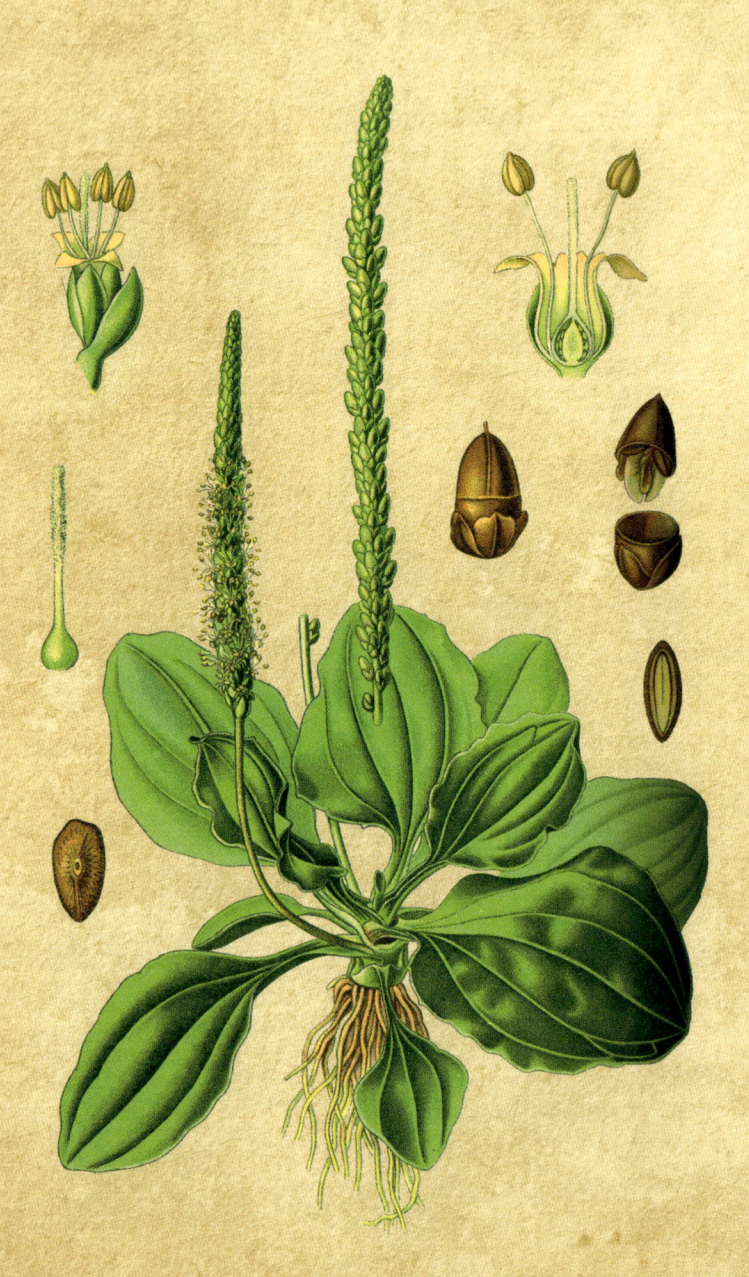

BREITWEGERICH
Plantago major

Breitwegerich findet man insbesondere auf verdichteten Lehm- und Tonböden. Das anspruchslose, widerstandfähige Kraut wächst beinahe überall am Wegrand, auf Wiesen und in Gräben. Die Blätter des Breitwegerichs sind breit und eiförmig. Von April bis Oktober verwendet man die Blätter roh oder gekocht z. B. für Salate oder gedünstet wie Spinat. Wegen ihrer starken Längsfasern sollten sie quer zur Faser in Streifen geschnitten werden. Die aromatischen, nach Pilzen schmeckenden Blütenstiele bereichern von Mai bis Juli die gesunde Wildkräuterküche. Man kann sie roh knabbern, in der Pfanne dünsten oder in Omeletts oder Rührei verarbeiten.

Breitwegerich ist eines der traditionsreichsten Heilkräuter überhaupt. Seit alters wurde die Heilpflanze verwendet bei Verdauungsproblemen, Zahnschmerzen, Würmern, als Wundheilmittel, gegen Insektenstiche und zur Heilung und Kräftigung müder Füße. Im Mittelalter trugen Europäer die Samen des Breitwegerichs unter ihren Fußsohlen nach Amerika. Die Indianer gaben ihm daher den Namen „Fußstapfen des weißen Mannes".

Wie sein Verwandter, der Spitzwegerich, wirkt der Breitwegerich gegen Bakterien, fördert die Wundheilung und kuriert Infektionen der oberen Atemwege und der Harnwege. Auf langen Wanderungen, wenn unterwegs die Füße schmerzen, sich Blasen gebildet haben oder ein Insektenstich juckt, dienen die frischen Blätter des Breitwegerichs als Umschläge beziehungsweise Schuheinlagen.

INHALTSSTOFFE: Glykoside, Schleimstoffe, Saponine, Flavonoide, Kieselsäure, Zink, Kalium, Vitamin C und B

ANWENDUNGSGEBIETE: Verletzungen, Tierbisse, Insektenstiche, Atemwegserkrankungen, Entzündungen im Mund- und Rachenraum, Reizdarm, Blasenentzündungen

REZEPTE

Breitwegerich
Plantago major

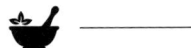

WEGERICH-SIRUP (NACH MARIA TREBEN) BEI REIZHUSTEN, LUNGEN- UND BRONCHIALLEIDEN:

2 gehäufte Doppelhände gewaschene Wegerichblätter (Spitz- und Breitwegerichblätter zu gleichen Teilen) durch den Fleischwolf drehen. Etwas Wasser zu dem Blätterbrei geben. 300 g Rohrzucker und 250 g Bienenhonig dazugeben. Unter Rühren erhitzen, bis ein dickflüssiger Sirup entsteht. In Gläser abfüllen und im Kühlschrank aufbewahren. Teelöffelweise einnehmen. Besonders Kinder lieben den süßen Sirup.

FRISCHBLATTAUFLAGE BEI WUNDEN UND INSEKTENSTICHEN:

Frische Blätter mit einem Nudelholz oder einer Glasflasche walken. Den Brei auf die betroffene Körperstelle auftragen und mit einer Binde fixieren. Bei Bedarf nach 2 Stunden erneuern.

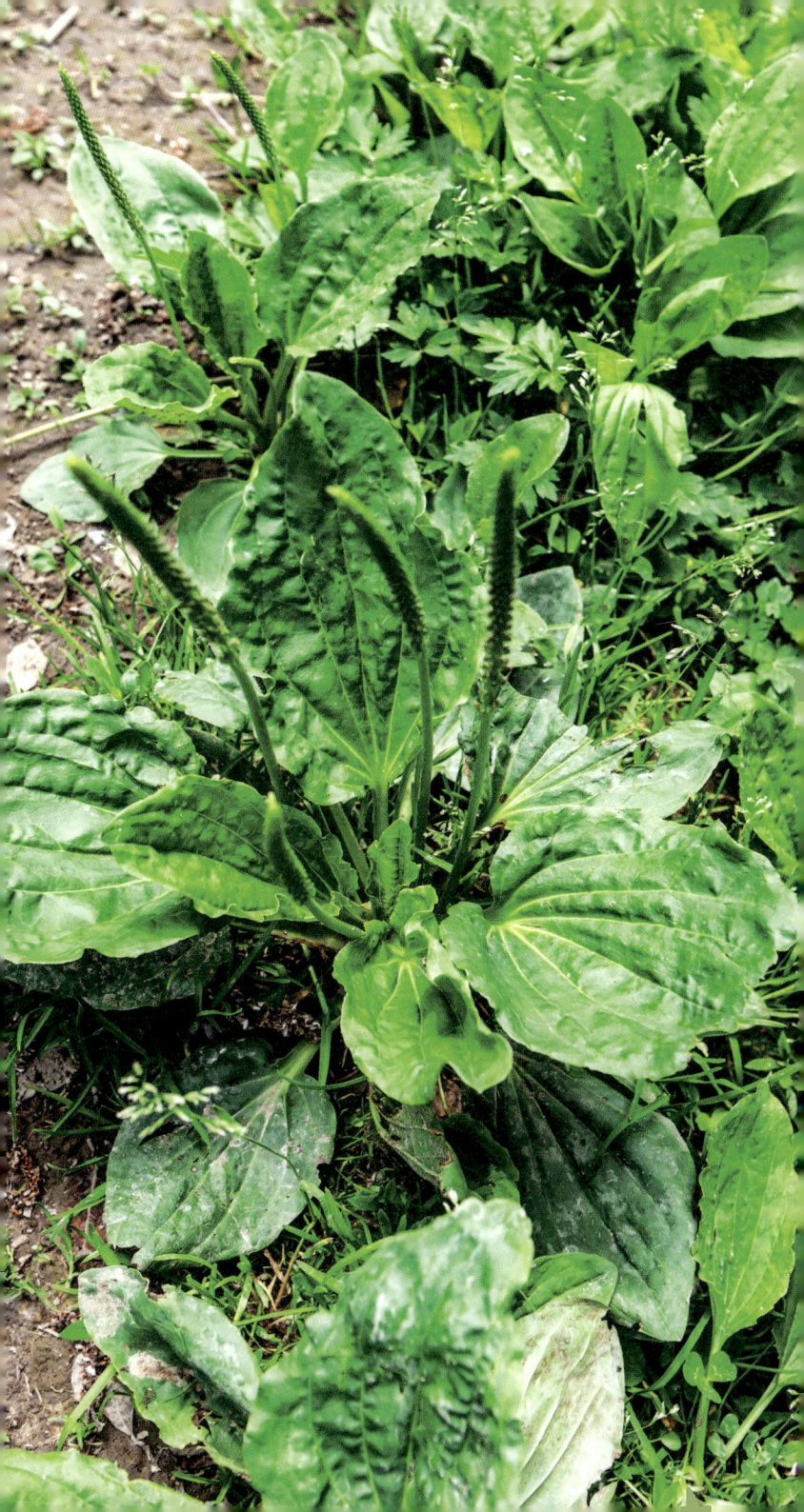

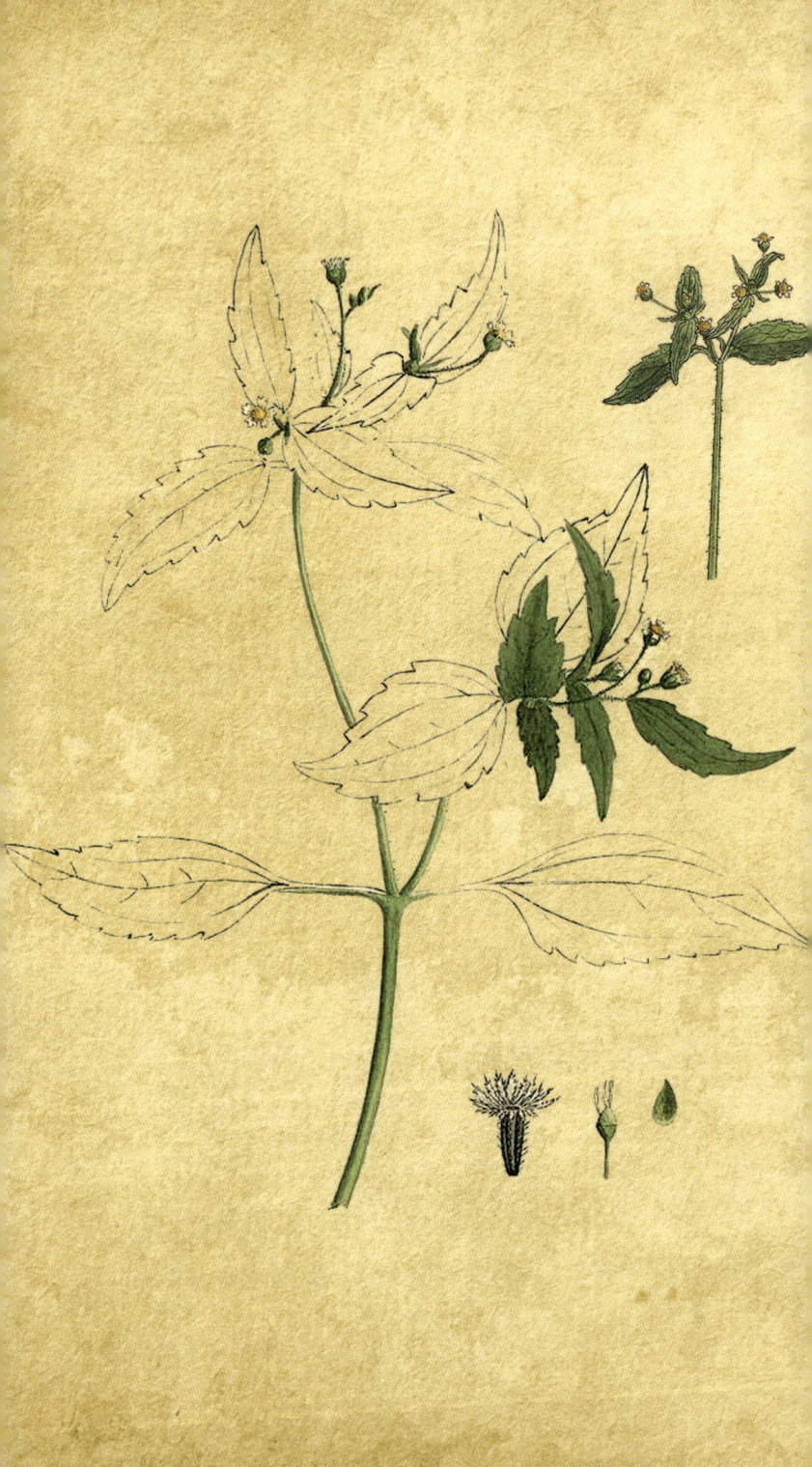

FRANZOSENKRAUT

Galinsoga parviflora

Das Franzosen- oder Knopfkraut bevorzugt stickstoffreiche, lehmige Standorte in Gärten, Äckern, Weinbergen und an Wegen. An geeigneter Stelle kann die einjährige Pflanze bis zu 70 cm hoch wachsen. Am behaarten Stängel stehen sich jeweils zwei Blätter gegenüber, wobei die Blattränder spitz gezähnt sind. Die Blüten stehen einzeln am Ende des Stängels. Sie sind in der Mitte gelb und haben fünf kurze weiße Blütenblätter.

Das Franzosenkraut gehört zu den sogenannten Neophyten, ist also keine heimische Pflanze. Im 18. Jahrhundert kam das Wildkraut aus der neuen Welt nach Europa. Es wurde zunächst im Botanischen Garten von Paris angepflanzt, wo es aber schnell auswilderte. Die Franzosen sollen die Samen während der napoleonischen Kriege eingeschleppt haben. Der Name Knopfkraut rührt von den kleinen gelben Blütenköpfchen mit weißen Blütenblättern, die an die Knöpfe französischer Uniformen erinnern.

Mit seiner Ausbreitungsfreude bringt das Wildkraut manchen Gärtner an den Rand der Verzweiflung. Im Volksmund spiegeln Namen wie Gartenpest oder Teufelskraut die Unbeliebtheit des Wildkrauts wider. Dabei ist das Franzosenkraut sehr vitalstoffreich und schmeckt ähnlich wie Kopfsalat. Mit seinem hohen Eisengehalt wirkt es vorbeugend gegen Blutmangel und ist damit besonders für Frauen sehr empfehlenswert. Auch andere Mineralstoffe und Spurenelemente wie Kalium, Calcium, Magnesium und Mangan sind reichlich hierin enthalten. Mangan spielt eine wichtige Rolle beim Kohlenhydrat- und Fettstoffwechsel. Das Franzosenkraut wird naturheilkundlich auch als Stärkungsmittel bei Krebsleiden eingesetzt.

INHALTSSTOFFE: Kalium, Calcium, Eisen, Magnesium, Mangan, Vitamin A und C

ANWENDUNGSGEBIETE: Anämie, Magen-Darm-Beschwerden, Leberschwäche

REZEPTE

Franzosenkraut
Galinsoga parviflora

TEE BEI MAGEN-DARM-BESCHWERDEN, LEBERSCHWÄCHE UND HOHEM BLUTDRUCK:

1 EL der frischen Blüten und Blätter mit 250 ml kochendem Wasser aufgießen und nach 10 Minuten abseihen. 2–3 Tassen pro Tag trinken.

FRANZOSENKRAUTPULVER ALS NÄHRSTOFFREICHES GEWÜRZ UND BEI BLUTARMUT:

Franzosenkraut bei schönem Wetter sammeln. An einem schattigen Ort gut trocknen lassen. In der elektrischen Kaffeemühle oder im Blender zu Pulver vermahlen. In einem gut verschlossenen Glas aufbewahren. Messerspitzenweise Speisen und Getränken beimischen.

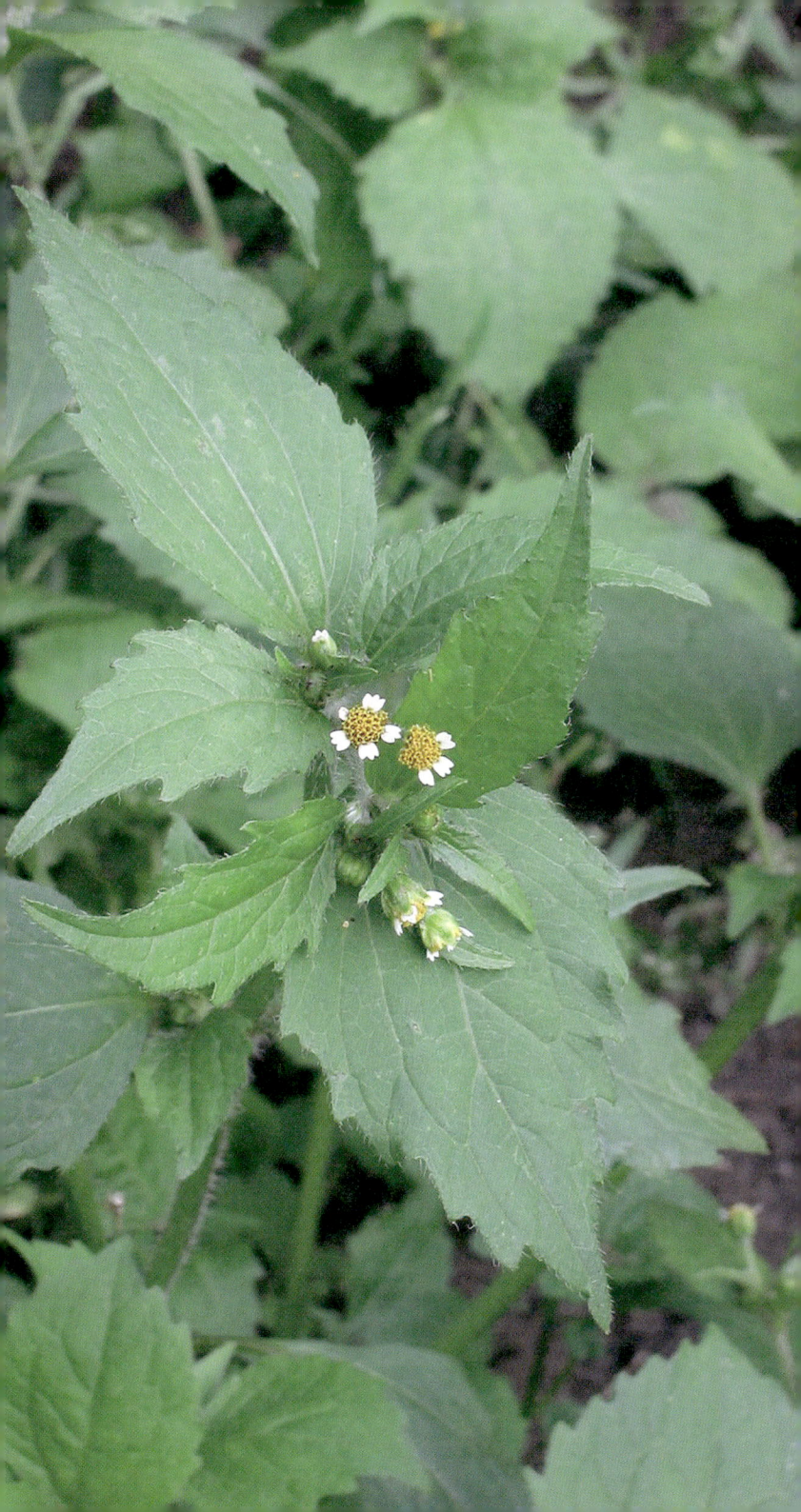

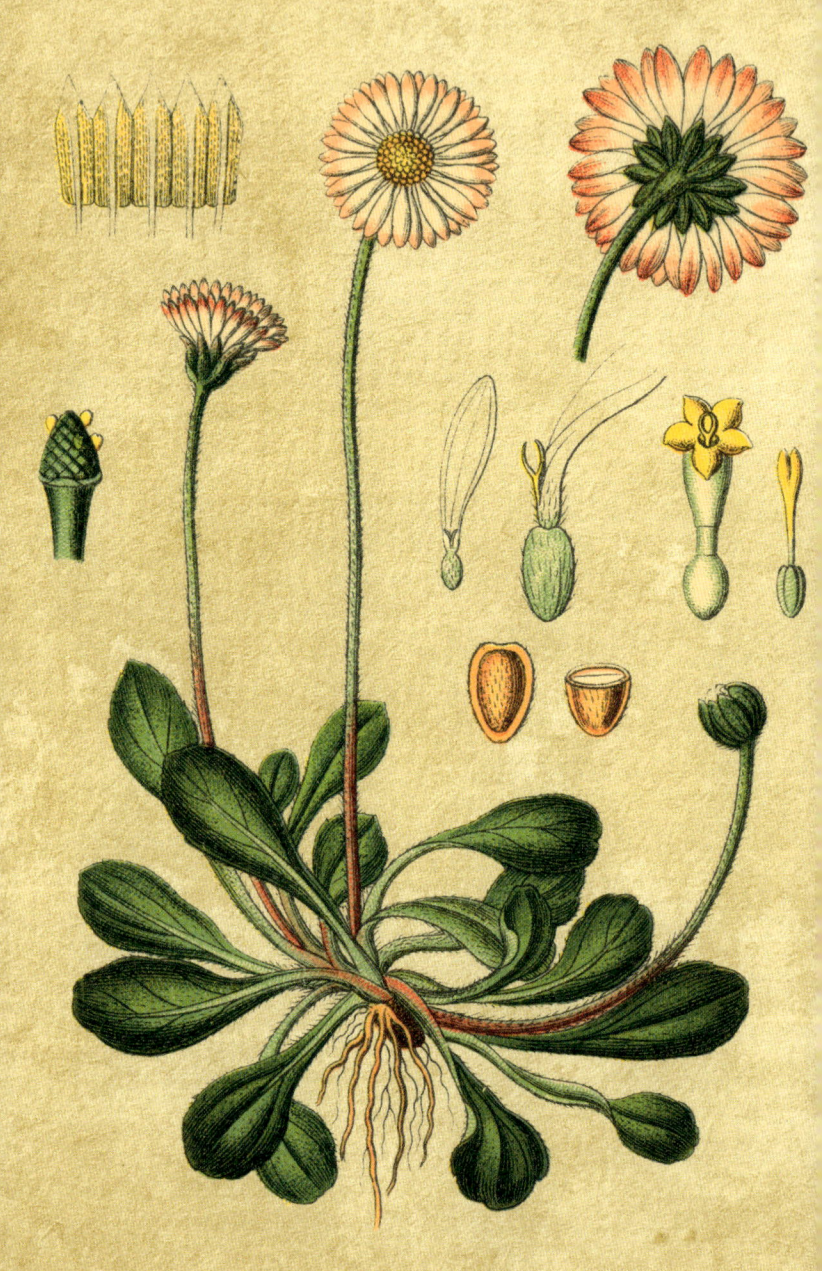

GÄNSEBLÜMCHEN
Bellis perennis

Gänseblümchen gehören zu den ersten Frühjahrsboten. Die Blütezeit reicht von März bis in den November hinein. Die lange Blühperiode hat den schwedischen Naturforscher Carl von Linné vermutlich auch zum botanischen Namen Bellis Perennis („ausdauernde Schöne") inspiriert. Das Gänseblümchen ist anspruchslos und wächst auf Wiesen, Feldern, Grasflächen in Gärten und am Wegrand. Aus der Blattrosette wächst der blattlose behaarte Blütenstiel mit den charakteristischen gelben Röhrenblüten in der Mitte und weißen bis zartrosa angehauchten Zungenblüten außen.

Maßliebchen, Marienblümlein oder Tausendschön wird es volkstümlich oft liebevoll genannt. Um das Gänseblümchen ranken sich viele Mythen und Legenden. Als alte germanische Kultpflanze war es Ostara, der Göttin der Auferstehung und des Neubeginns zugeordnet. Es verkörpert Reinheit, Unschuld, Unvergänglichkeit und ewiges Leben. Im christlichen Glauben wird das Gänseblümchen mit der Gottesmutter Maria in Verbindung gebracht.

Im Mittelalter wurde das Gänseblümchen gegen viele Krankheiten eingesetzt. Heutzutage ist allgemein wenig über die Heilwirkungen des Gänseblümchens bekannt. Naturheilkundlich wird es häufig als Traumamittel bei Prellungen, Knochenbrüchen und schlecht heilenden Wunden verwendet. Auch seelische Anteile der Verletzungen sollen sich positiv dadurch beeinflussen lassen.

INHALTSSTOFFE: Saponine, Gerbstoffe, Flavonoide, Bitterstoffe, Kalium, Calcium, Magnesium, Eisen, Vitamin A und C, ätherische Öle, Schleimstoffe, Inulin

ANWENDUNGSGEBIETE: Frühjahrskur, Husten, Rheuma, Gicht, zur Stärkung der Blutbildung, in der Kinderheilkunde, bei Akne, Ekzemen, Prellungen, zur Wundbehandlung

REZEPTE

Gänseblümchen
Bellis perennis

**GÄNSEBLÜMCHENSALBE BEI BRUSTKNOTEN, BRUSTENT-
ZÜNDUNG UND BLAUEN FLECKEN:**

70 g Lanolin und 500 ml Olivenöl im Wasserbad erwärmen.
50 g zerkleinerte, frische Gänseblümchen zugeben und 30 Minuten ziehen lassen. Abkühlen lassen. Wieder erwärmen und
20 g Bienenwachs zugeben, dann abseihen.

Zur Pflege der Brust einmal täglich einmassieren, zur Auflösung
von Hämatomen mehrmals täglich einreiben.

**GÄNSEBLÜMCHENSIRUP BEI SCHMERZHAFTER PERIODE
UND BRONCHITIS:**

2 Handvoll Gänseblümchen mit Stiel und Blättchen, ½ l Wasser,
300 g brauner Kandiszucker

Gänseblümchen waschen und mit dem Wasser übergießen, über
Nacht ziehen lassen. Am nächsten Tag durch ein Tuch abseihen. Gut ausdrücken. Mit dem Kandiszucker im offenen Topf
aufkochen, bis eine sirupartige Masse entstanden ist. Geben Sie
einige Blütenköpfchen in ein Weckglas und gießen Sie den Sirup
darüber. Noch heiß verschließen. Löffelweise im Tee trinken.

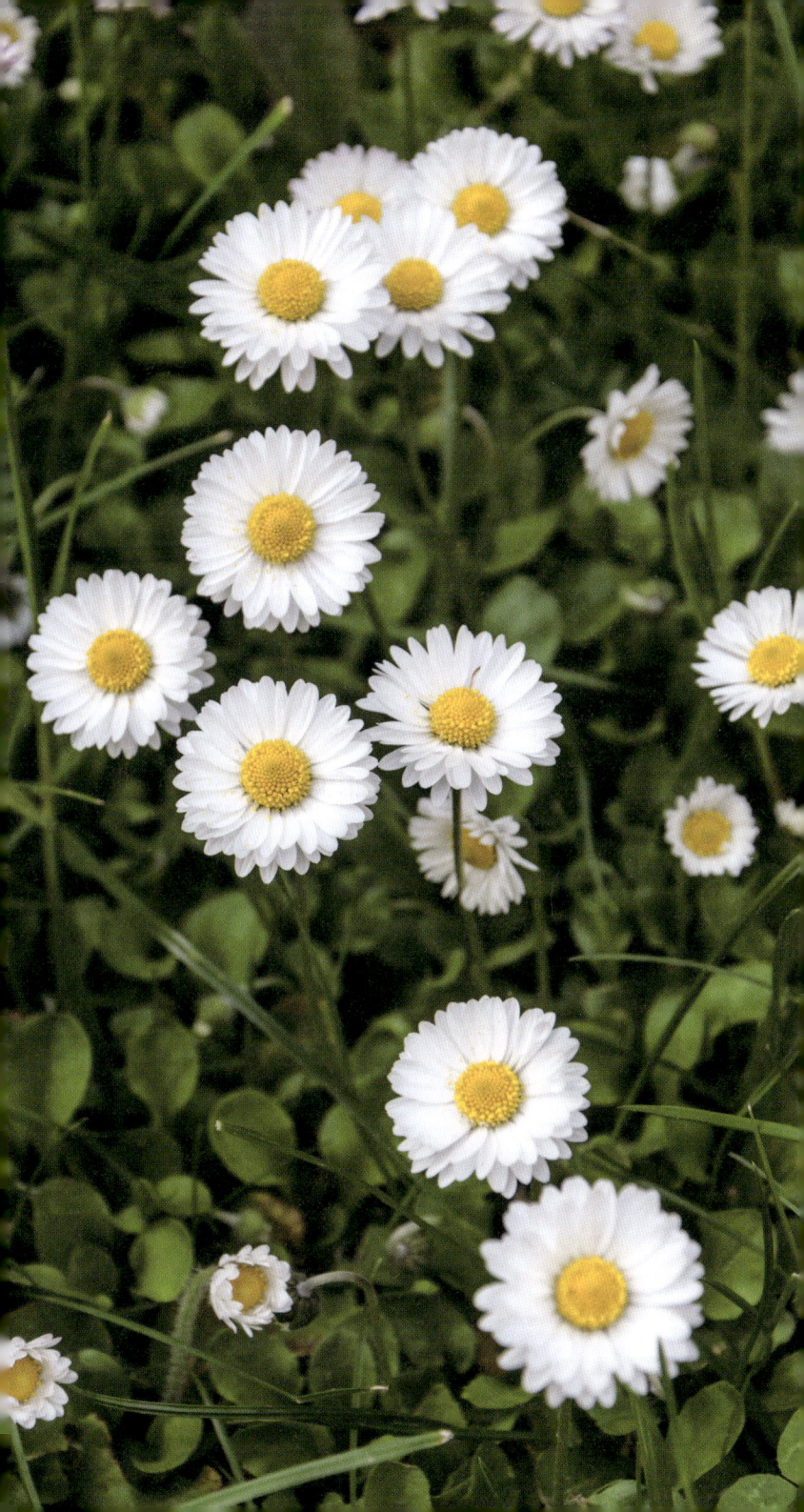

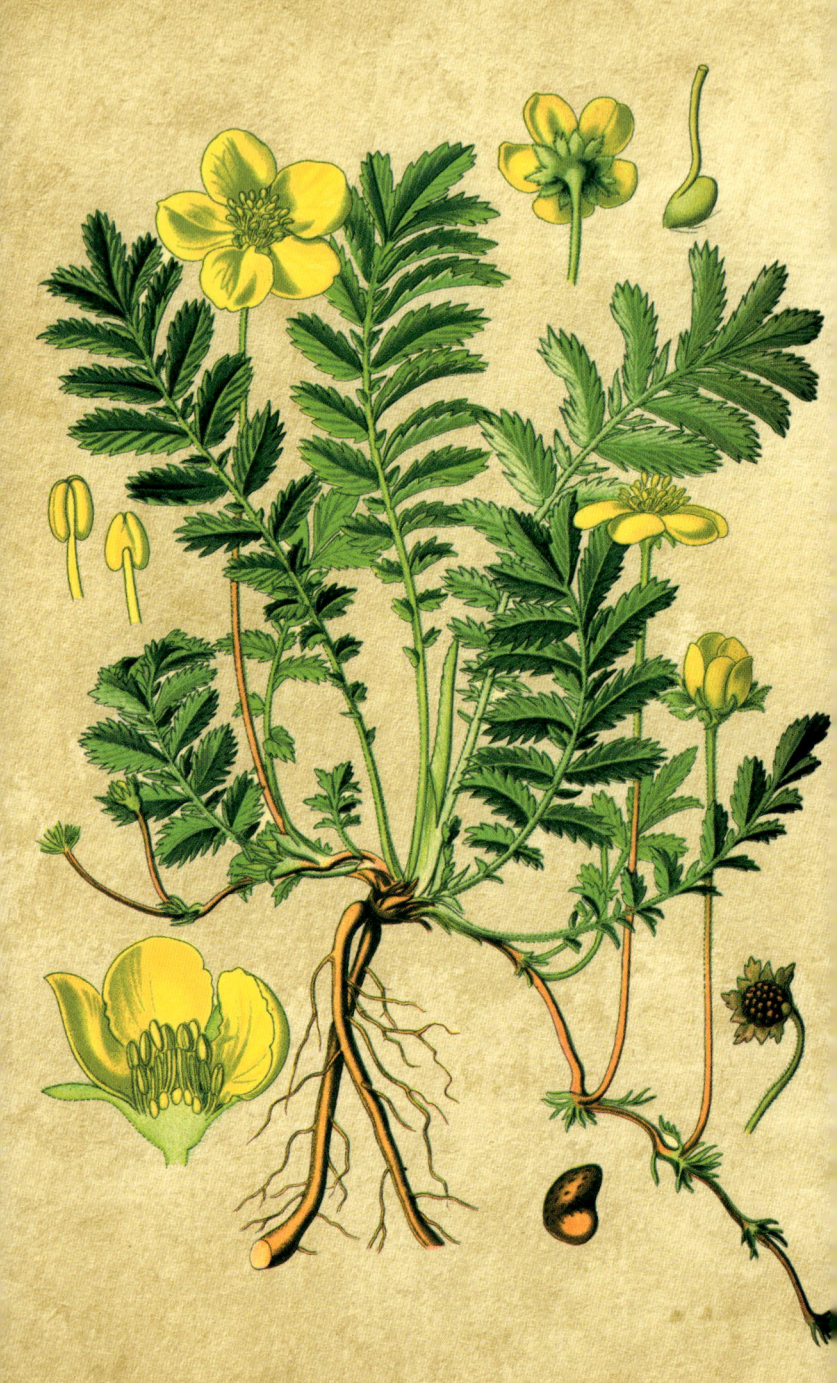

GÄNSEFINGERKRAUT

Potentilla anserina

Gänsefingerkraut ist eine robuste Heilpflanze aus der Familie der Rosengewächse. Sie liebt nährstoffreiche und verdichtete Lehm- und Tonböden an Wegen, Wiesenrändern und Bahndämmen. Ab April bilden sich grundständige Blattrosetten, von denen sich viele Ausläufer verbreiten. So entstehen schnell silbergrüne Teppiche. Die Blätter, die aussehen wie kleine Palmwedel, sind auf der Unterseite silbrig-weiß behaart.

Die zarten Blätter werden entweder in Salzwasser weich gekocht und z. B. in Aufläufen weiterverarbeitet oder roh in den Salat bzw. Smoothie gegeben. Die Wurzeln schmecken ähnlich wie Topinambur oder Pastinake. Roh geraspelt werden sie in den Salat gegeben. Lecker schmecken sie auch angebraten oder gekocht.

Schon unsere germanischen Vorfahren haben das Gänsefingerkraut verwendet. Um die fettlöslichen Bestandteile besser verfügbar zu machen, wurde das Kraut in Milch gekocht. Die Kräutermilch linderte beispielsweise Magen-Darm-Beschwerden oder Durchfälle, besonders wenn sie mit Krämpfen einhergingen.

Auch heute ist das Gänsefingerkraut als potentes Heilmittel, vor allem bei krampfartigen Beschwerden anerkannt. Menstruationsbeschwerden, Wadenkrämpfe, Spannungskopfschmerzen und Migräne sind häufige Einsatzgebiete für das Wildkraut. Als Gurgelmittel kann der Tee bei Entzündungen der Mundschleimhaut angewendet werden.

INHALTSSTOFFE: Gerbstoffe, Bitterstoffe, Phytosterole, Schleimstoffe, Flavonoide, Cumarine, Cholin

ANWENDUNGSGEBIETE: Durchfall, schlecht heilende Wunden, Menstruationsbeschwerden, Zahnfleischentzündungen, Wadenkrämpfe, Kopfschmerzen und Migräne

REZEPTE

Gänsefingerkraut
Potentilla anserina

KRAMPFLÖSENDER MENSTRUATIONSTEE:

20 g Schafgarbenkraut, 20 g Gänsefingerkraut, 10 g angestoßene Fenchelfrüchte

1 gehäufter TL auf 1 Tasse kochendes Wasser, abgedeckt 10 Minuten ziehen lassen. Täglich bis zu 5 Tassen trinken.

GÄNSEFINGERKRAUTMILCH BEI BAUCHKRÄMPFEN ODER SCHMERZHAFTER REGEL:

1 Handvoll frisches Kraut oder 1 EL getrocknetes Kraut in 250 l Milch, Mandel- oder Hafermilch zum Kochen bringen, 5 Minuten köcheln lassen, den Topf vom Herd nehmen und zugedeckt abkühlen lassen. Durch ein Sieb abseihen. Die warme Kräutermilch schluckweise trinken.

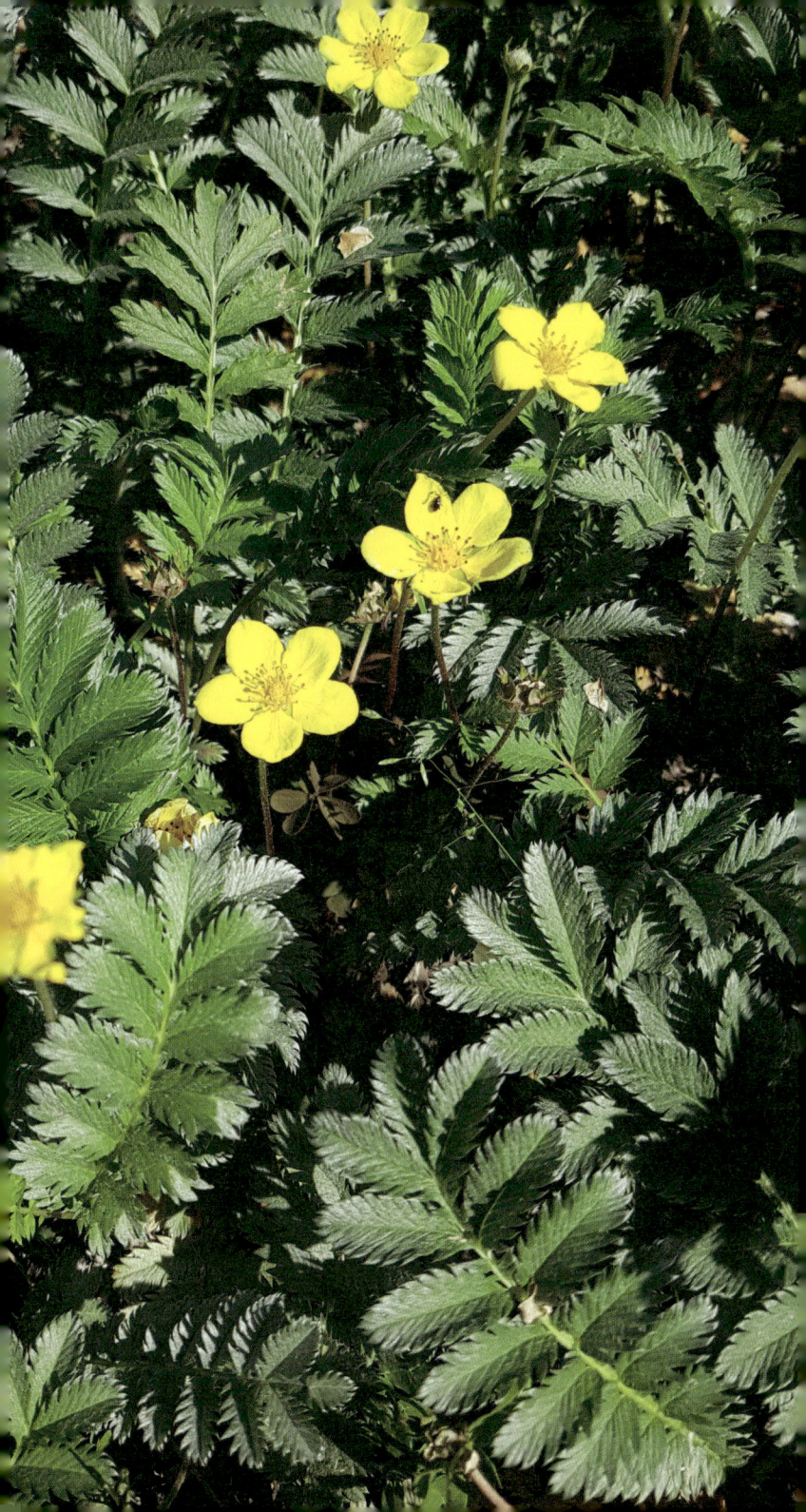

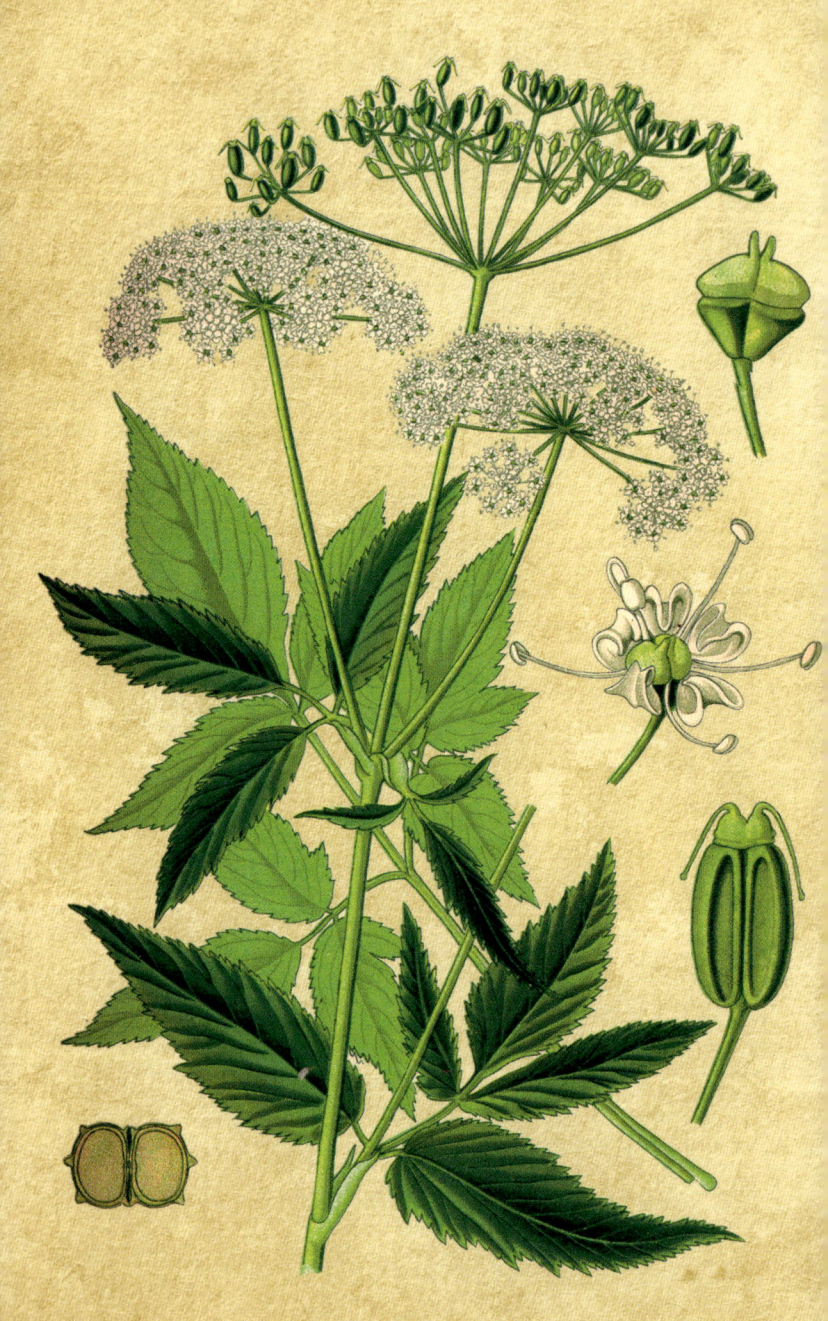

GIERSCH
Aegopodium podagraria

Giersch gehört als Doldenblütler zur Familie der aromatischen Gewürze und Gemüsepflanzen wie Möhre, Pastinake, Kümmel und Petersilie. Wie seine nahen Verwandten enthält das würzige Kraut viele ätherische Öle, Vitamine und Mineralstoffe. Doch genießt es nicht überall einen guten Ruf, sondern polarisiert wie kaum eine andere Pflanze. Für Gärtner ist der Giersch oftmals ein Fluch, für gesundheitsbewusste Menschen ein Segen. Bevorzugt besiedelt er feuchte Laubwälder, Parkanlagen, Gärten und Wegränder. Aus dem stark wuchernden Rhizom können Ausläufer zahlreiche Kolonien bilden. So breitet sich Giersch binnen weniger Jahre über große Flächen aus. Zwischen Juni und August blühen die essbaren weißen Doldenblüten. Ein typisches Merkmal ist der dreikantige Blattstiel, der bis zu 20 cm lang wird. Die Blätter und Blüten schmecken nach einer Mischung aus Möhren und Petersilie.

Giersch wird volkstümlich auch Geißfuß genannt, da die dreigeteilten, gefiederten Blätter dem Fußabdruck einer Ziege ähneln. Weil er gegen viele Volkskrankheiten wie Rheuma und Gicht helfen soll, wird er auch als Zipperleinskraut bezeichnet. Im Mittelalter wurde Giersch als Nutz- und Heilpflanze in Kloster- und Bauerngärten angepflanzt. Die Blätter konnten bis in den Winter hinein geerntet werden. So sicherte das Vitamin-C-reiche Kraut das ganze Jahr über vielen Menschen die Vitaminzufuhr.

Heute wird Giersch vor allem wegen seiner harntreibenden, entschlackenden Wirkung bei Gelenkbeschwerden und als gesundes Wildgemüse verwendet.

INHALTSSTOFFE: Mineralstoffe, vor allem Kalium, Vitamin A und Vitamin C, Eiweiß, ätherische Öle, Flavonoide

ANWENDUNGSGEBIETE: Rheuma und Gicht, Verbrennungen, Insektenstiche und Hämorrhoiden

REZEPTE

Giersch
Aegopodium podagraria

GIERSCH-BAD BEI RHEUMA, GICHT, ISCHIAS UND HÄMOR-RHOIDEN:

150 g frische Blätter oder 5–6 EL getrocknetes Kraut in 1 l Wasser aufkochen und anschließend noch ca. 5 Minuten zugedeckt ziehen lassen. Abseihen und den Sud in das warme Badewasser gießen. 15–20 Minuten darin baden, anschließend abduschen und noch etwas nachruhen. Wirkt entzündungshemmend und schmerzlindernd. Für Teilbäder die Menge reduzieren.

TINKTUR GEGEN FRÜHJAHRSMÜDIGKEIT:

Frische Blätter von Giersch, Löwenzahn, Brennnessel und Gundermann zu gleichen Teilen in ein Glas mit Schraubverschluss geben (Kräuter gut zerkleinern), mit Doppelkorn aufgießen, bis alle Pflanzenteile gut bedeckt sind. 2 Wochen ziehen lassen und abseihen. Als Kuranwendung 3 Wochen lang 3-mal 20 Tropfen in etwas warmem Wasser einnehmen.

FRISCHBLATTAUFLAGE BEI GICHT:

Frische, zerquetschte Blätter als direkte Auflage auf das befallene Gichtgelenk legen und mit einer Binde fixieren. Mehrmals am Tag wechseln. Lindert Entzündung und Schmerzen.

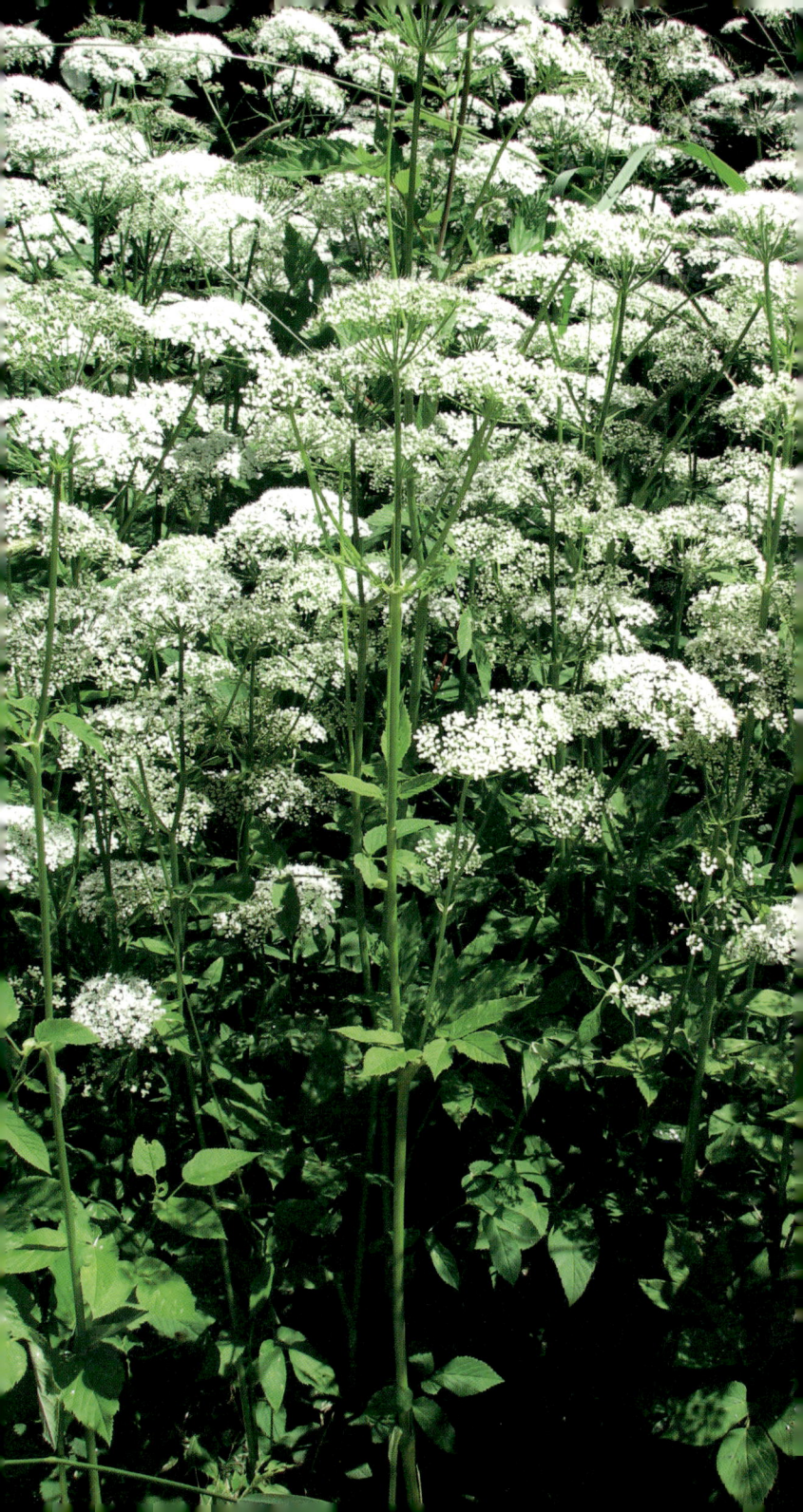

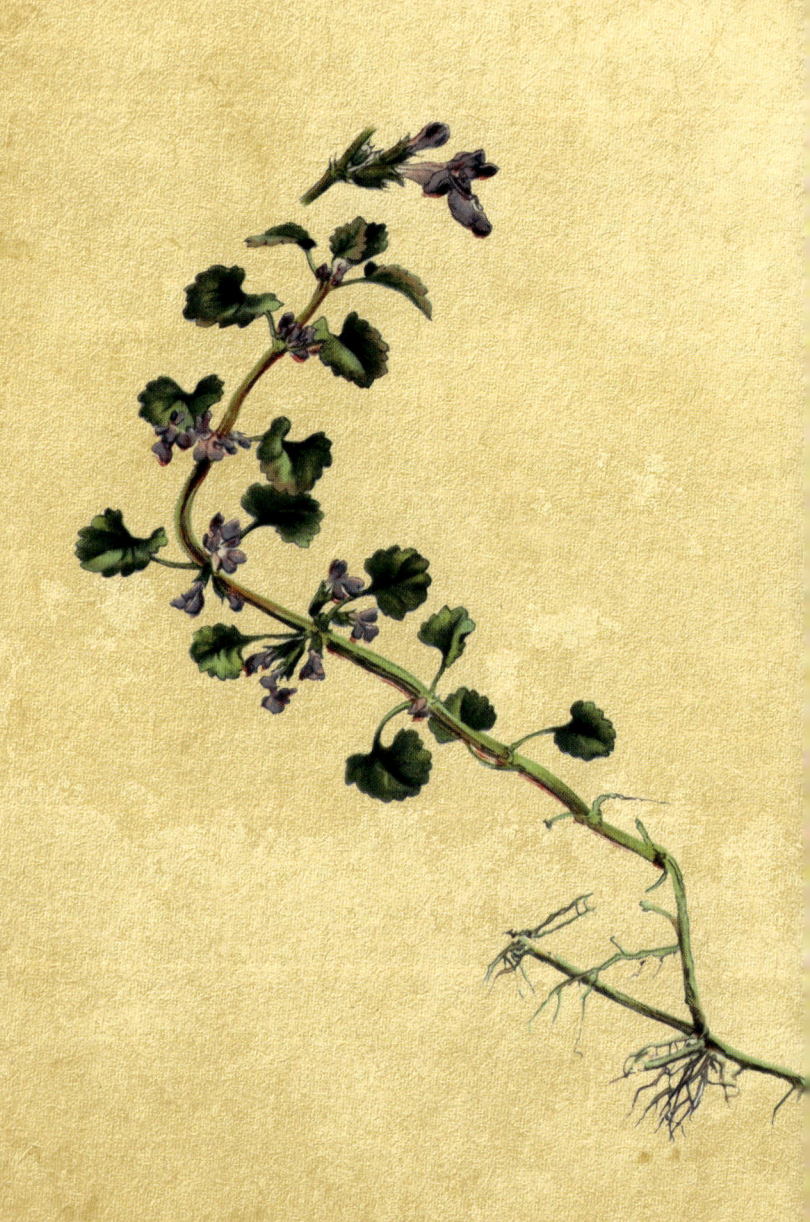

GUNDERMANN

Glechoma hederacea

Der Gundermann, häufig auch Gundelrebe genannt, gehört zu den bekanntesten Heilpflanzen unserer germanischen Vorfahren. Das aromatische Kraut zählt zur Familie der Lippenblütler und ist verwandt mit vielen Heilpflanzen und Gewürzen, die reich an ätherischen Ölen sind. Er bildet nierenförmige Blätter, die bis zu 5 cm breit sind und sich paarweise gegenüberstehen. Auf nährstoffreichen Wiesen, am Wegrand, unter Büschen und in Wäldern breitet er sich aus. Als Alternative zum Efeu kann er als hübscher Bodendecker auch im Garten angepflanzt werden. Zur Blütezeit stellt er einzelne vierkantige Stängel auf, die bis zu 50 cm lang werden. Die blauvioletten Blüten wachsen aus den Blattachseln heraus. Sie schmecken leicht süßlich. Die Blätter können bis in den November hinein gesammelt werden, die Blüten von Mai bis Juni. Die Gundermannblätter schmecken herb-aromatisch.

In den Kräuterbüchern des Mittelalters begegnen wir dem Gundermann häufig. Er wurde oft in Kräutermischungen bei Lungenleiden, Leber- und Nierenstörungen und bei Wurmbefall eingesetzt. Auch war er Bestandteil der berühmten Gründonnerstagssuppe, einer Kraftsuppe, die traditionell am Donnerstag vor Ostern gegessen wurde.

Die Anwendungsmöglichkeiten des Gundermanns ergeben sich durch seine entzündungshemmenden, harnanregenden und schleimlösenden Wirkstoffe. Bei Magen- und Darmkatarrhen, grippalen Infekten, zur Schwermetallausleitung und als Kräftigungsmittel unterstützt der Gundermann effektiv die Selbstheilungskräfte.

INHALTSSTOFFE: Bitterstoffe, Gerbstoffe, ätherisches Öl, Saponine, Cholin, Vitamin C, Kalium

ANWENDUNGSGEBIETE: Schleimhauterkrankungen von Magen und Darm, Blasen- und Nierenerkrankungen, Husten und Schnupfen, Ohrensausen, eitrige Wunden

REZEPTE

Gundermann
Glechoma hederacea

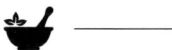

WUNDKRAUTÖL ZUR BEHANDLUNG VON WUNDEN, NARBEN UND GESCHWÜREN (NACH FISCHER-RIZZI):
Frische Blätter im Juni bis Juli sammeln, säubern (nicht waschen) und ein Schraubglas zu einem Drittel damit füllen, verschließen und 4 Tage in die Sonne stellen. Die am Boden des Glases gesammelte Flüssigkeit vorsichtig abseihen und in einem dunklen Gefäß an einem kühlen Ort aufbewahren. Zur besseren Haltbarkeit mit Alkohol (30%igem) mischen. Die Tinktur mit Wasser im Verhältnis 1:3 verdünnen, den Wundverband damit tränken und auf die Wunde legen.

ANTI-CELLULITE-CREME:
100g Kokosöl in einem Topf erhitzen, 1 Handvoll frische Kräuter (z. B. Gundermann, Birke, Löwenzahn, Brennnessel, Efeu, Schöllkraut) klein schneiden und zum Öl geben, 10 Minuten ziehen lassen, nicht kochen. Über Nacht durchziehen lassen. Kurz erwärmen, durch ein Teesieb abseihen, 20 g Bienenwachs und 20 Tropfen ätherische Öle (z. B. Rosmarin und Zitrone) zugeben, in ein sauberes Gefäß füllen. Die Salbe ist ca. 6 Monate haltbar.

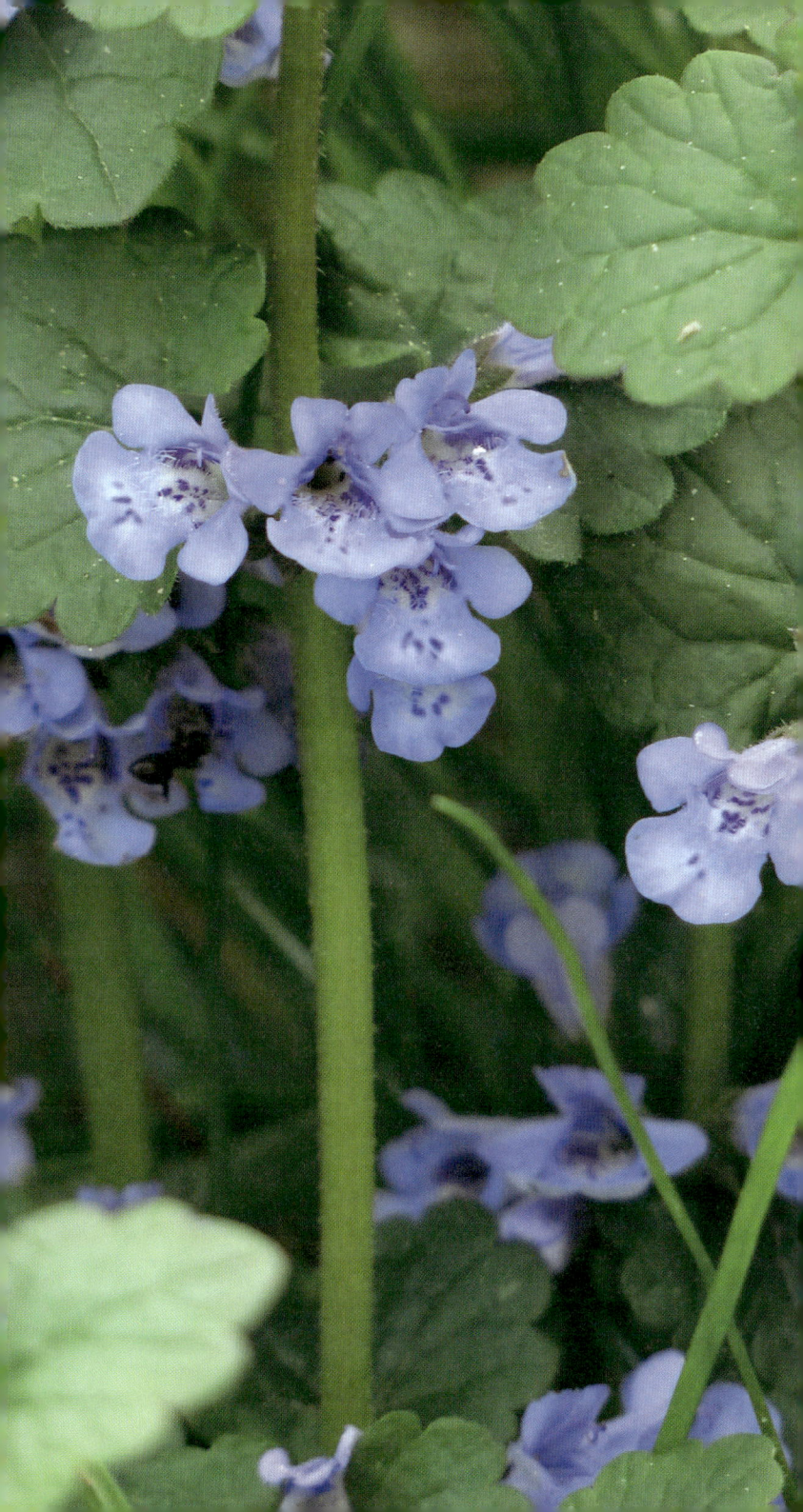

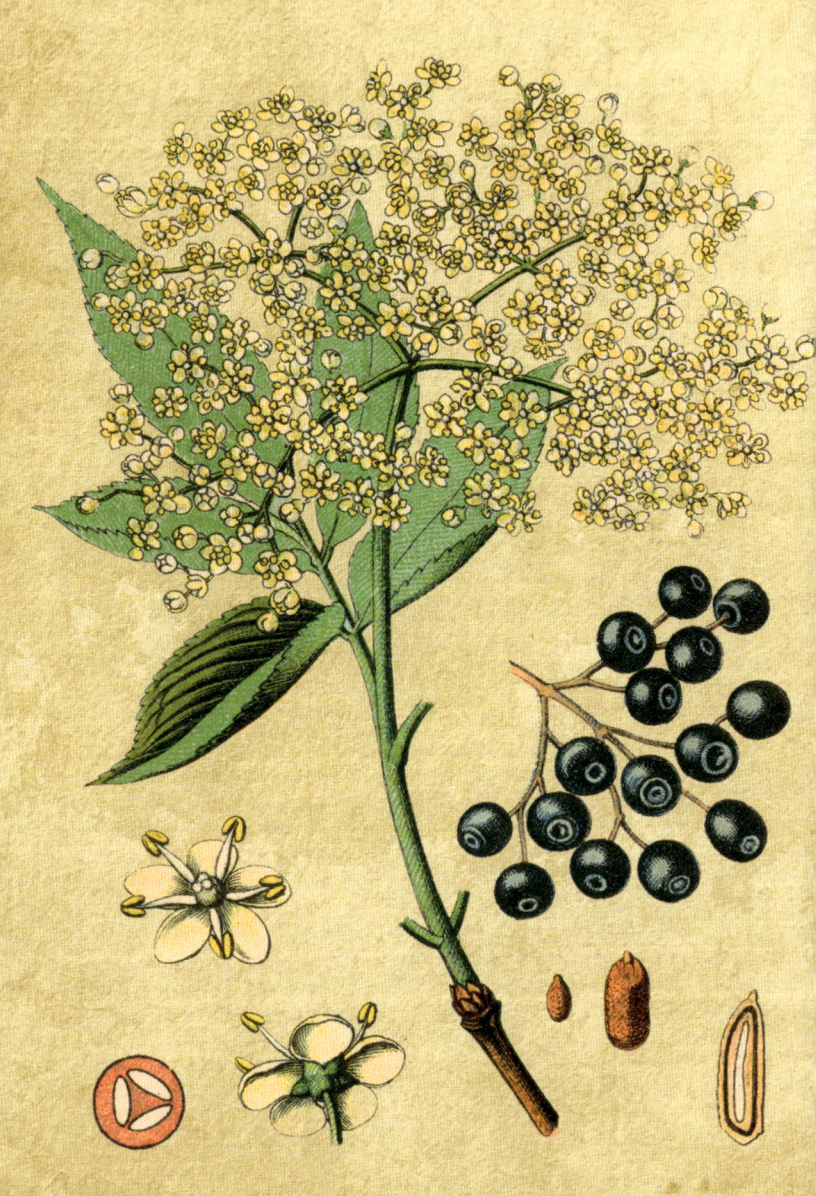

HOLUNDER

Sambucus nigra

Der Holunder zählt zu den ältesten Heilpflanzen überhaupt und galt in vielen Kulturen als magischer Baum. Der bis zu 7 m hohe Holunderstrauch wächst in lichten Wäldern, an Hecken, Weg- und Waldrändern und in der Nähe von Siedlungen. Von Mai bis Juni verströmen die gelblich-weißen Holunderblüten einen intensiven Duft. Die glänzenden schwarzvioletten Beeren sind von August bis September erntereif.

Der Legende nach galt der Holunder als mystische Pflanze und Wohnsitz guter Hausgötter. Man pflanzte ihn zum Schutz vor bösen Geistern und Blitzeinschlag in die Nähe von Häusern und Stallungen. Er wurde mit Ehrfurcht und Respekt behandelt, denn wer einen Holunderbusch mutwillig beschädigte, zog Unheil auf sich. In seinem Schatten wurden auch persönliche Dinge wie Kleidung, Haare, Zähne oder Nägel vergraben, um die Besitzer vor bösem Zauber und Krankheit zu schützen.

Früher wurden alle Teile des Holunderstrauchs als Heilmittel verwendet. Die Blätter dienten als Wundverband, die Rinde wurde bei Wassersucht oder als abführendes Mittel genutzt. Die Blüten und Beeren galten in erster Linie als schweißtreibendes Mittel und wurden bei fiebrigen Erkrankungen für Schwitzkuren verabreicht.

Heute werden nur noch die Blüten und Beeren naturheilkundlich eingesetzt. Seine harntreibenden, immunsystemstärkenden und schweißtreibenden Inhaltsstoffe machen ihn zu einem Allroundheilmittel bei vielen Erkrankungen wie grippalen Infekten, Allergien, Hauterkrankungen, Neuralgien und Gelenkbeschwerden.

INHALTSSTOFFE: ätherisches Öl, Flavonoide, Gerbstoffe, Kalium, Anthocyane, Vitamin B2 und C, Folsäure

ANWENDUNGSGEBIETE: Erkältungskrankheiten, zur Stärkung der Abwehrkräfte

REZEPTE

Holunder
Sambucus nigra

ERKÄLTUNGSTEE:

30 g Holunderblüten, 30 g Lindenblüten, 20 g Mädesüßblüten

2 TL der Mischung mit 200 ml kochendem Wasser übergießen, 10 Minuten abgedeckt ziehen lassen, 3-mal 1 Tasse täglich trinken. Für eine Schwitzkur 0,5 Liter von dem Tee trinken und ein heißes Vollbad nehmen. Sobald man anfängt, stark zu Schwitzen, abtrocknen, ins Bett legen und gut zugedeckt ca. 30 Minuten nachruhen.

HOLUNDER-HONIG-SIRUP (NACH WENZEL):

200 ml Holunderbeeren-Muttersaft, 300 g Bio-Honig

Holundersaft in einem Topf erwärmen. Honig zugeben und das Ganze bei geringer Hitze ca. 10 Minuten zu einem dicklflüssigen Sirup einkochen. In ein sauberes, mit kochendem Wasser ausgespültes Einmachglas füllen. Das Glas sofort verschließen. Abkühlen lassen und im Kühlschrank aufbewahren. Bei beginnender Erkältung alle 2–3 Stunden 1 TL Sirup langsam im Mund zergehen lassen. Schmeckt auch Kindern sehr gut. Das angebrochene Glas ist im Kühlschrank 6 Monate haltbar.

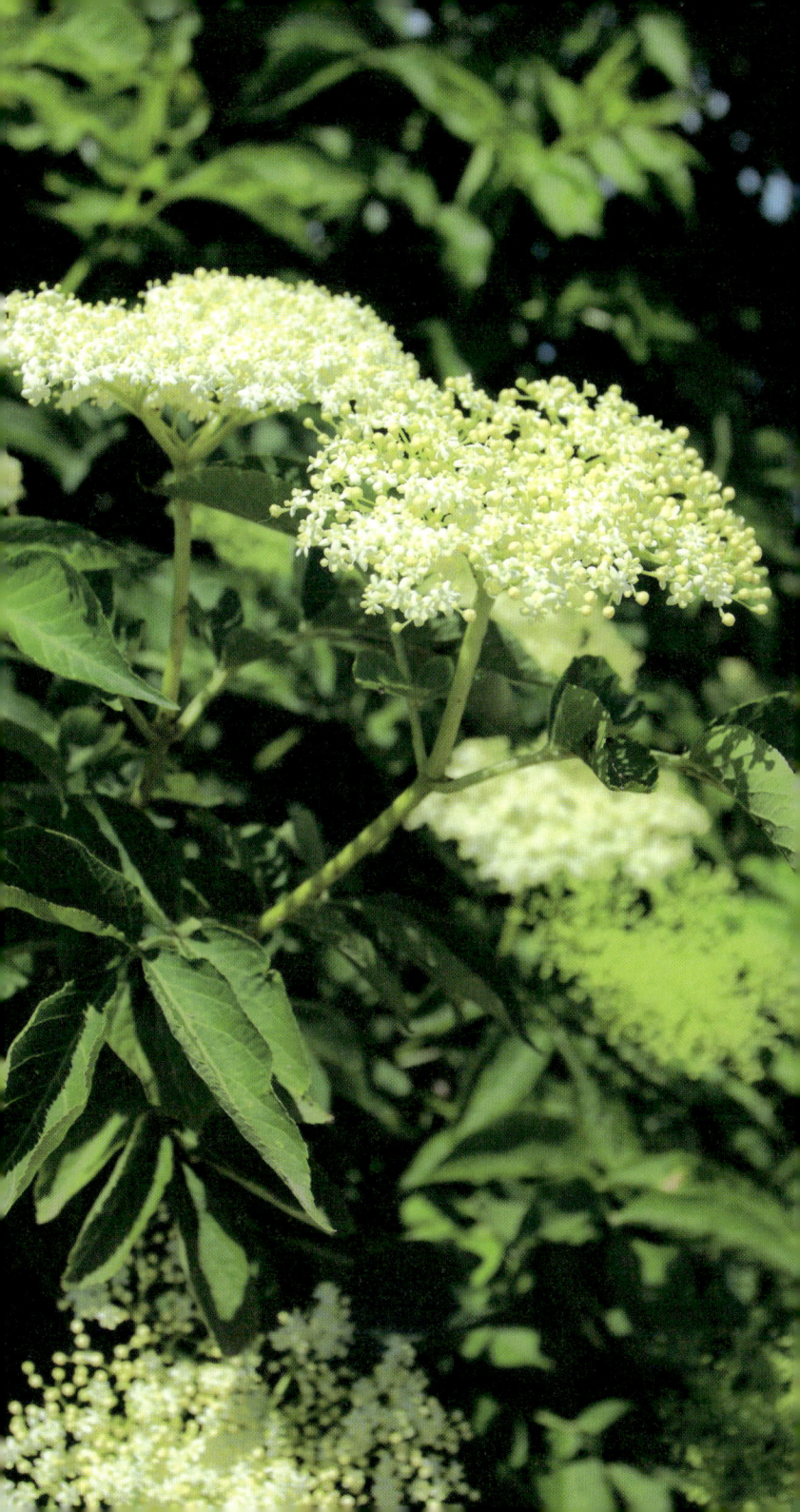

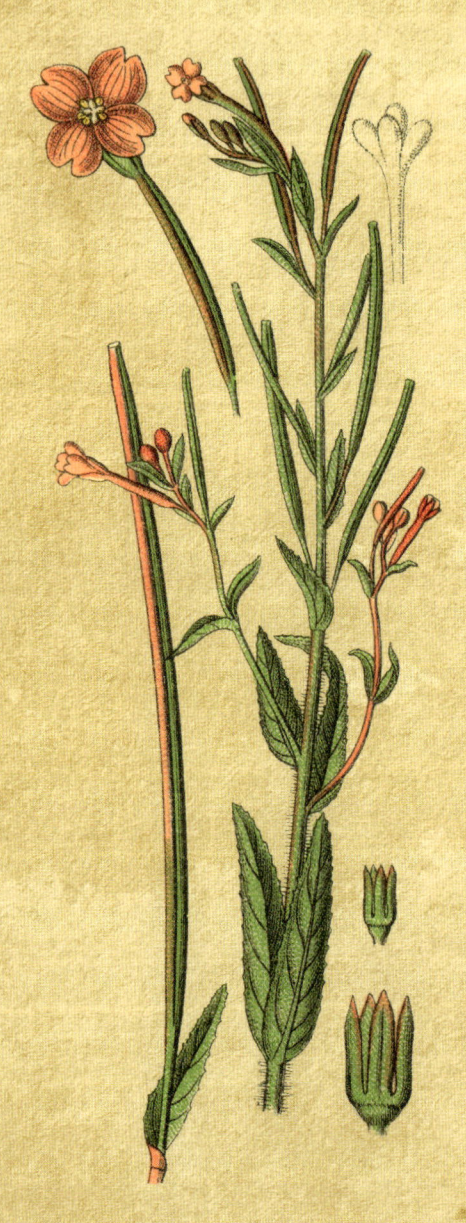

KLEINBLÜTIGES WEIDENRÖSCHEN

Epilobium parviflorum

Das kleinblütige Weidenröschen zählt zu den Nachtkerzengewächsen, einer Familie, der z. B. auch Fuchsien entstammen. Man findet es meist an feuchten Standorten in Auwäldern, an Flüssen oder Seen. Die Pflanze wächst krautig und bildet behaarte Stängel mit haarigen Blättern, sie erreicht eine Wuchshöhe von 60–100 cm, selten wird sie noch höher. Die kleinen Blüten sind blassviolett und erscheinen im Hoch- bis Spätsommer.

Für Heilzwecke genutzt werden die oberirdischen Teile der Pflanze. Sie wirkt entzündungshemmend, antimikrobiell, adstringierend und harntreibend. Traditionell wird das Kleinblütige Weidenröschen in der Volksmedizin gegen Prostataleiden eingesetzt. Weitere traditionelle Anwendungsgebiete sind Blasen- und Nierenbeschwerden.

Eine Wirksamkeit bei Prostataleiden wird von der Wissenschaft vermutet, ist allerdings noch nicht genügend erforscht. Die antibakterielle und antimikrobielle Wirkung ist allerdings unbezweifelt. Ergebnisse von Tierversuchen legen außerdem die Vermutung nahe, dass die Pflanze tumorhemmend wirkt, was noch erforscht wird.

Auch das verwandte Schmalblättrige Weidenröschen (Epilobium angustifolium) wird als Heilpflanze verwendet, in erster Linie wegen seiner entzündungshemmenden Wirkung.

INHALTSSTOFFE: Flavonoide, Gerbstoffe, Steroide

ANWENDUNGSGEBIETE: Prostataleiden, Magen-Darm-Erkrankungen

REZEPTE

Kleinblütiges Weidenröschen
Epilobium parviflorum

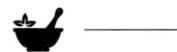

**WEIDENRÖSCHENTEE FÜR MÄNNER BEI PROSTATA- UND
BLASENBESCHWERDEN (NACH MADEJSKY):**

50 g Weidenröschenkraut, 25 g Frauenmantelkraut

2 gehäufte TL der Mischung mit 250 ml kochendem Wasser übergießen, 10 Minuten ziehen lassen. 1 Tasse täglich über mehrere
Wochen trinken.

**WEIDENRÖSCHENTEE FÜR FRAUEN BEI BESCHWERDEN
DURCH REIZBLASE (NACH MADEJSKY):**

25 g Weidenröschenkraut, 50 g Frauenmantelkraut

2 gehäufte TL der Mischung mit 250 ml kochendem Wasser übergießen, 10 Minuten ziehen lassen. 1 Tasse täglich über mehrere
Wochen trinken.

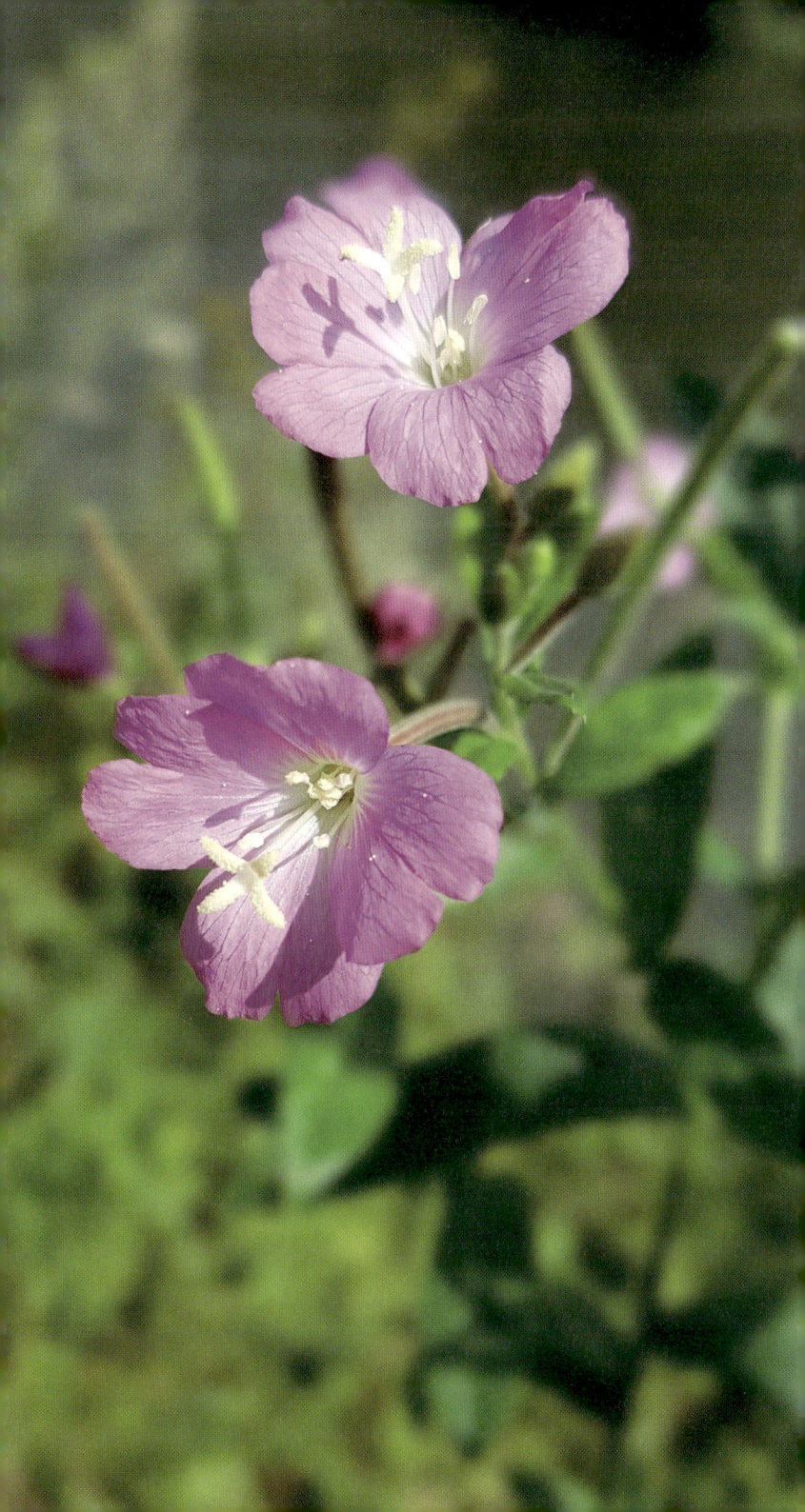

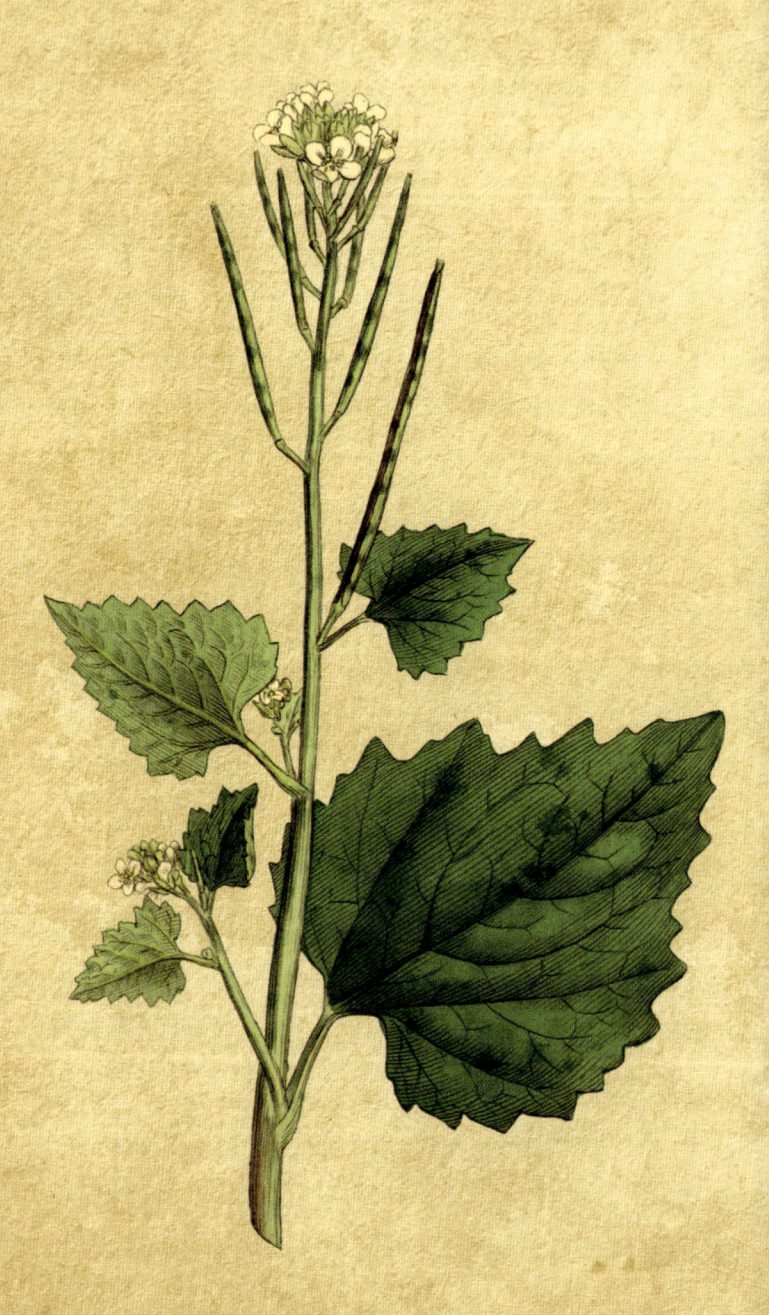

KNOBLAUCHSRAUKE
Alliaria petiolata

Die Knoblauchsrauke zählt zur Familie der Kreuzblütler. Sie wird zwischen 30 cm und 1 m hoch und bildet im Frühjahr kleine weiße Blütentrauben. Die Pflanze bevorzugt feuchte Lehmböden und eher halbschattige Standorte.

Ihren Namen erhielt die Knoblauchsrauke vielmehr wegen ihres Geruchs: Die Blätter riechen beim Zerreiben nach Knoblauch und schmecken pfeffrig, weshalb sie sich gut zum Würzen eignen. In der Küche können sie roh als gesunde Zutat verwendet werden, beim Kochen verliert sich der Geschmack allerdings. Die Samen der Knoblauchsrauke erinnern geschmacklich an Senf. Auch ihre Blüten sind essbar. Die Pflanze gehört zu den Frühlingskräutern, mit denen eine den Stoffwechsel anregende, entgiftende und entschlackende Kur durchgeführt werden kann.

Ihre Nutzung als Würzgemüse hat lange Tradition, schon im Altertum schätzte man sie. Allerdings hat sie als Heilpflanze zuletzt an Bedeutung verloren, weil ihre Wirksamkeit nicht besonders stark ausgeprägt, aber dennoch gegeben ist.

Die Knoblauchsrauke wirkt antiseptisch, schleimlösend, appetitanregend, verdauungsfördernd und harntreibend. Man kann sie äußerlich zur Unterstützung der Wundheilung und bei Entzündungen des Zahnfleischs oder der Mundschleimhaut anwenden. Sie kann allerdings leichte Hautreizungen hervorrufen.

Ihre Blätter sollten immer frisch verwendet werden, weil sie durch Trocknung an Wirksamkeit verliert. Die Anwendungsformen reichen von Tee und Kompressen aus frischen Blättern bis zum frischen Pflanzensaft.

INHALTSSTOFFE: Senfölglykoside, ätherisches Öl, Saponine, Vitamin A und C

ANWENDUNGSGEBIETE: Wunden, Zahnfleischentzündungen, Ekzeme, Atemwegserkrankungen

REZEPTE

Knoblauchsrauke
Alliaria petiolata

WUNDKOMPRESSE:
2 EL Knoblauchsraukenblätter, 250 ml kochendes Wasser

Die Blätter mit dem kochenden Wasser übergießen, nach 5 Minuten abseihen und den Tee, bis er handwarm ist, abkühlen lassen. Ein Tuch mit dem Tee tränken und auf die betroffene Stelle legen. Wirkt desinfizierend und wundheilend. Mehrfach wechseln.

KNOBLAUCHSRAUKENESSIG:
Eine Flasche locker mit Stängeln, Blättern, Blüten und Wurzeln füllen, mit Apfelessig aufgießen, sodass alle Pflanzenteile bedeckt sind, 2 Wochen in der Wärme stehen lassen. Das Pflanzengut kann während des Verbrauchs im Essig bleiben. Morgens 1 EL Essig verdünnt in 1 Glas Wasser trinken. Mobilisiert durch die Scharfstoffe die Ausleitung von Giftstoffen. Einreibungen mit dem verdünnten Essig straffen und beleben das Hautbild.

HARNTREIBENDER BLASENTEE:
1 EL frisches Kraut mit 250 ml kochendem Wasser übergießen, 10 Minuten ziehen lassen und abseihen. Nicht auf nüchternen Magen trinken. 2 Tassen pro Tag trinken.

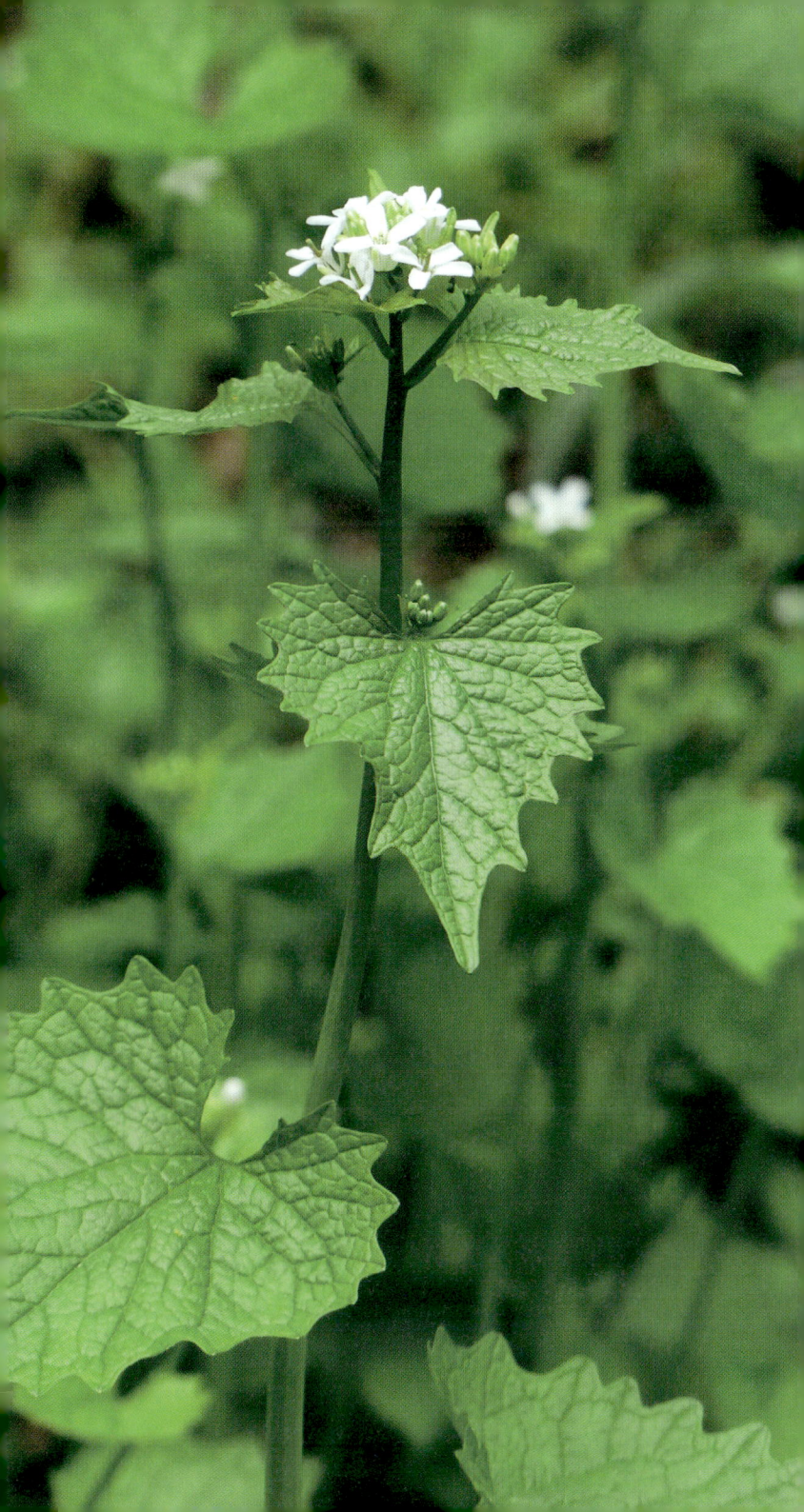

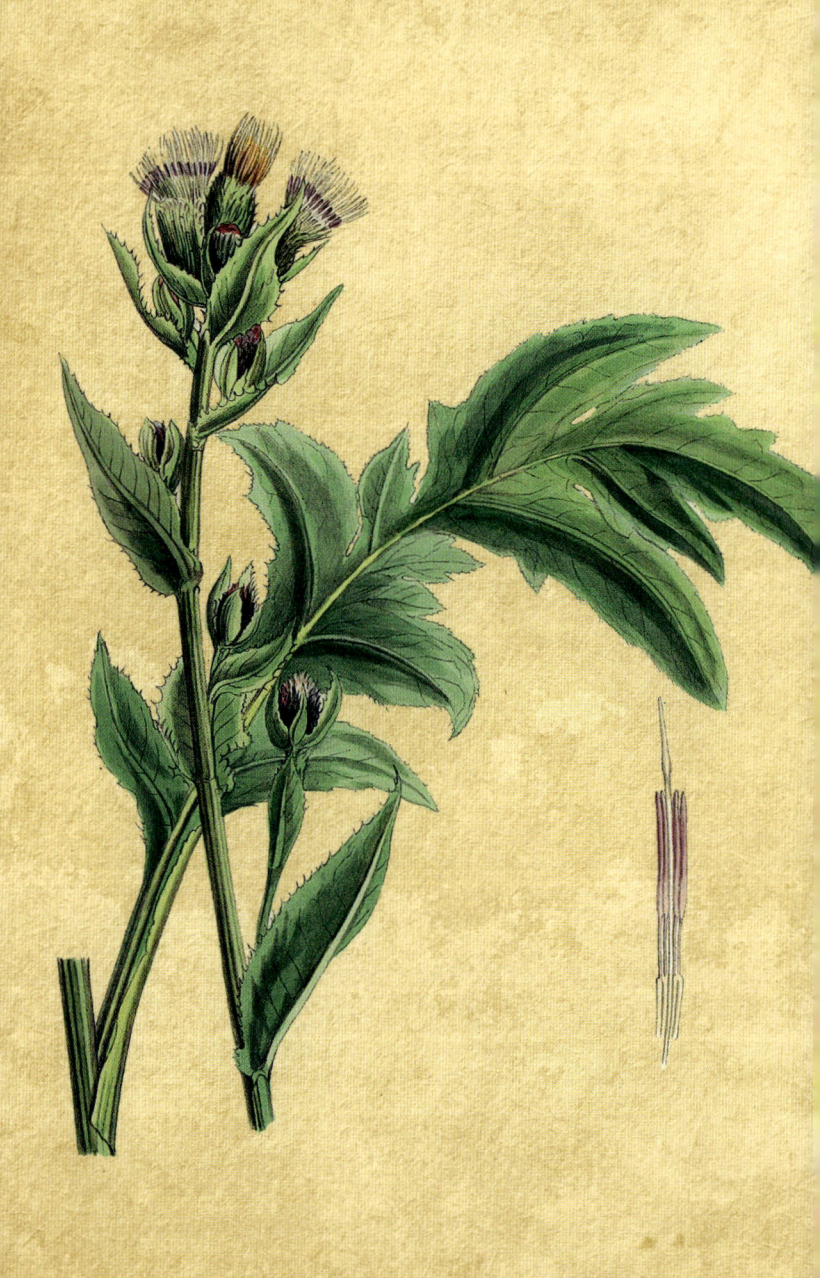

KOHL-KRATZDISTEL

Cirsium oleraceum

Die Kohl-Kratzdistel gehört zur Familie der Korbblütler (Asteraceae). Die ausdauernde krautige Pflanze erreicht Wuchshöhen bis 150 cm. Sie bevorzugt feuchte Wiesen, Gräben und Bachufer. Ihre Blätter erinnern im Geschmack an Kopfsalat. Die Blütenböden schmecken wie Artischocken. Die Wurzeln sind sehr inulinreich und unterstützen die natürliche Darmflora. Inulin ist ein löslicher Ballaststoff, der auch in Zwiebeln oder Chicorée enthalten ist und von den nützlichen Darmbakterien verwertet wird.

Die Stängel, Blätter und Triebe werden am besten vor der Blüte zwischen April und Juni gesammelt. Von Juni bis September blüht die Pflanze und verströmt dabei einen vanilleartigen Duft. Die Wurzeln können von September bis in den Winter geerntet werden. Die Kohldistel wird noch heute in Japan, Osteuropa und Sibiren als Gemüsepflanze genutzt.

Ein anderer Name für die Kohldistel ist Schreckkraut. Sie wurde früher gegen die Folgen eines Schrecks, besonders bei Kindern eingesetzt. Die traumatisierten Kinder wurden in einer Abkochung des getrockneten Krauts gebadet. Auch unruhige Kinder badete man mit dem Kohldistelkraut.

In der Volksmedizin wird die Kohldistel gelegentlich eingesetzt. Bei Kopfschmerzen, Verdauungsschwäche, Rheuma und Gicht soll ein Tee aus den Blättern helfen. Zudem wird der Kohldistel eine beruhigende Wirkung bei Zahnschmerzen und Muskelkrämpfen nachgesagt.

INHALTSSTOFFE: Gerbstoffe, Alkaloide, ätherisches Öl, Fette, Flavonoide und Inulin in der Wurzel

ANWENDUNGSGEBIETE: Verdauungsschwäche, Gicht, Rheuma, Muskelkrämpfe, Zahnschmerzen

REZEPT

Kohl-Kratzdistel
Cirsium oleraceum

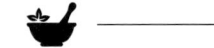

**TEE GEGEN RHEUMA, GICHT, MUSKELKRÄMPFE, ZAHN-
SCHMERZEN:**
1 TL der getrockneten Wurzel mit 250 ml kaltem Wasser aufsetzen, aufkochen lassen und 10 Minuten ziehen lassen. 1 Tasse pro
Tag trinken. Kuranwendung für 3 Wochen. Bei Zahnschmerzen
mit der Abkochung den Mund spülen.

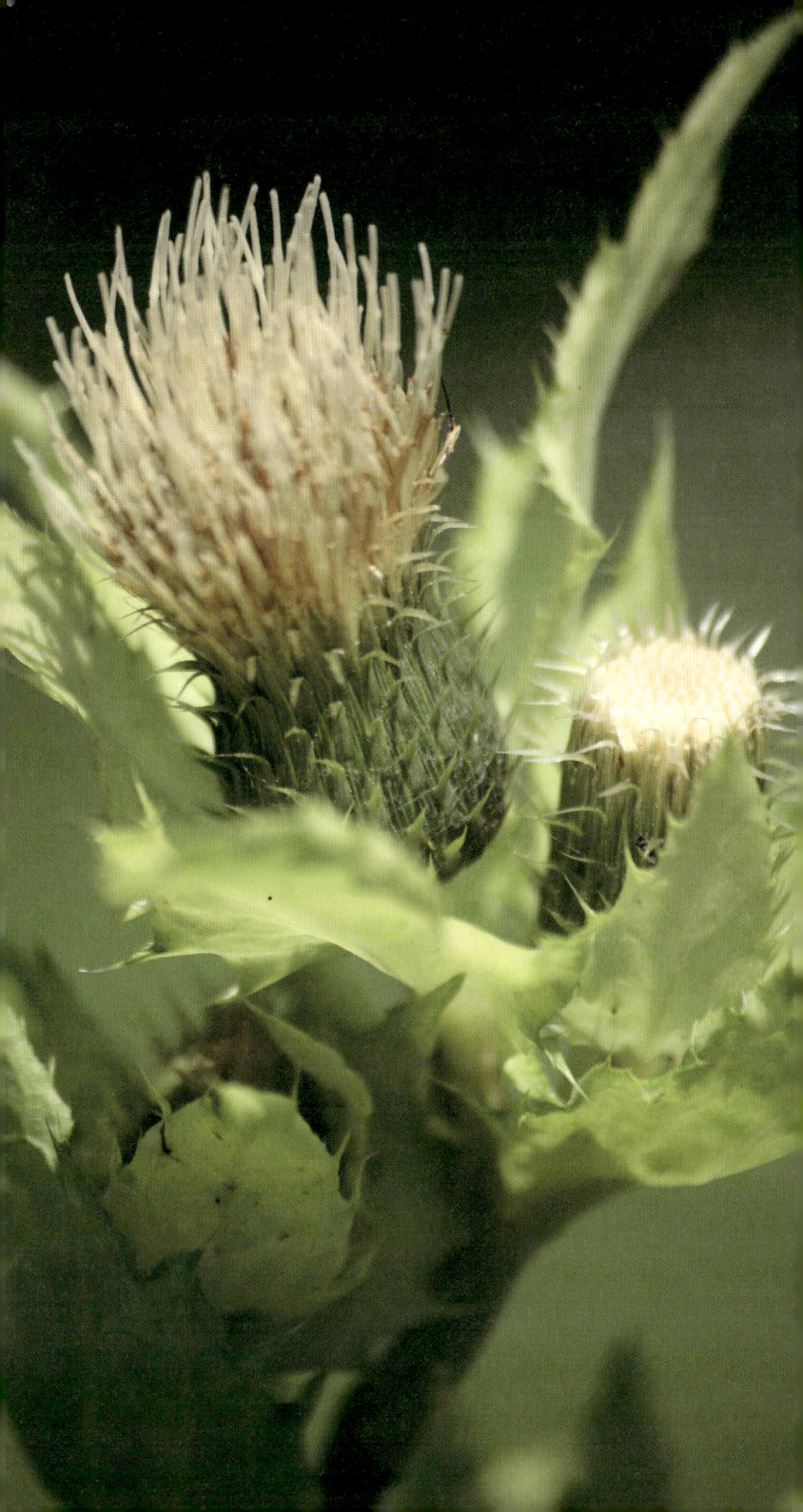

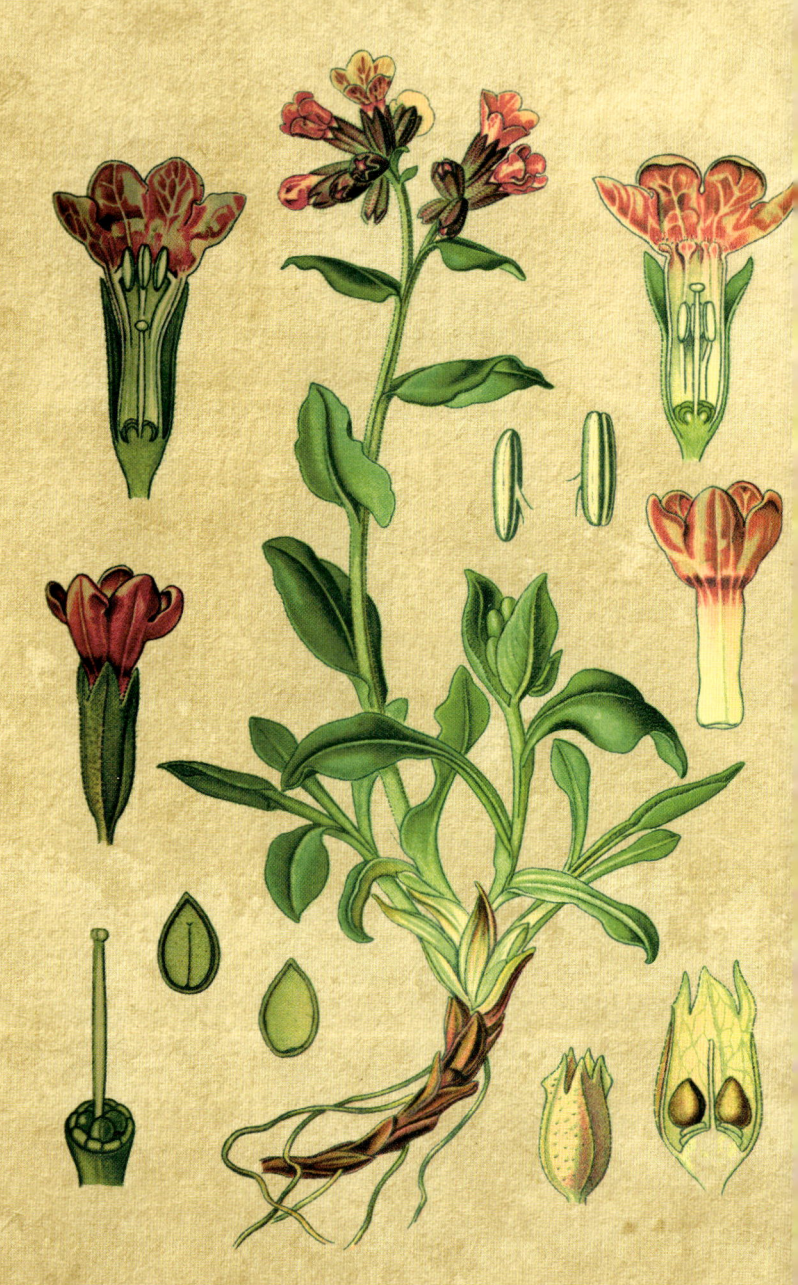

LUNGENKRAUT
Pulmonaria officinalis

Das Lungenkraut zählt zur Familie der Borretschgewächse. Es wächst meist an halbschattigen bis schattigen kalkhaltigen Standorten in Wäldern. Die kleine Pflanze wird nicht höher als 30 cm. Sie bildet behaarte Stängel und Blätter, die Grundblätter haben charakteristische hellgraue Flecken. Im Frühling erscheinen kelchförmige Blüten, die zunächst rot sind und werden später blau werden. Sowohl der deutsche als auch der lateinische Name verweisen auf das traditionelle Anwendungsgebiet der Heilpflanze: die Lunge.

Verwendet werden die oberirdischen Teile der blühenden Pflanze.

In der Volksheilkunde wird das Lungenkraut traditionell gegen Lungen- und Atemwegserkrankungen eingesetzt. Eine leicht schleimlösende und auswurffördernde Wirkung wird angenommen. Die Pflanze wirkt reizlindernd und heilend auf entzündete Schleimhäute. Äußerlich kann sie zur Wundheilung angewendet werden. Die enthaltene Kieselsäure wirkt außerdem stabilisierend auf das Bindegewebe.

Im Gegensatz zur Volksheilkunde stuft die Schulmedizin das Lungenkraut allerdings als in seiner Wirkung fraglich ein. Die Wirksamkeit gilt als wissenschaftlich nicht ausreichend bewiesen und man geht von einer bestenfalls leichten Wirksamkeit aus, allerdings sind auch keine unerwünschten Nebenwirkungen bekannt.

INHALTSSTOFFE: Schleimstoffe, Gerbstoffe, Tannine, Flavonoide, Allantoin, Kieselsäure

ANWENDUNGSGEBIETE: Atemwegserkrankungen, Wunden

REZEPTE

Lungenkraut
Pulmonaria officinalis

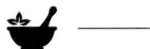

REIZMILDERNDER BRONCHIALTEE:
20 g angestoßene Fenchelfrüchte, 20 g Lungenkraut, 20 g Spitz-
wegerichblätter, 40 g Huflattichblätter.

2 TL mit 250 ml kochendem Wasser übergießen, 10 Minuten
ziehen lassen, 3 Tassen täglich trinken. Huflattichblätter sollten
aufgrund der enthaltenen Pyrrolizidinalkaloide nicht länger als
2–3 Wochen eingenommen werden. Mittlerweile gibt es allerdings auch pyrrolizidinalkaloidfreie Zuchtformen.

LUNGENKRAUT-WEIN (NACH HILDEGARD VON BINGEN):
2 Händevoll frisches Lungenkraut in 1 l Wein wallend kochen
lassen, nach etwa 5 Minuten vom Herd nehmen, mit Honig
süßen, nochmals aufkochen. In Flaschen füllen und täglich
2–3 Likörgläser trinken.

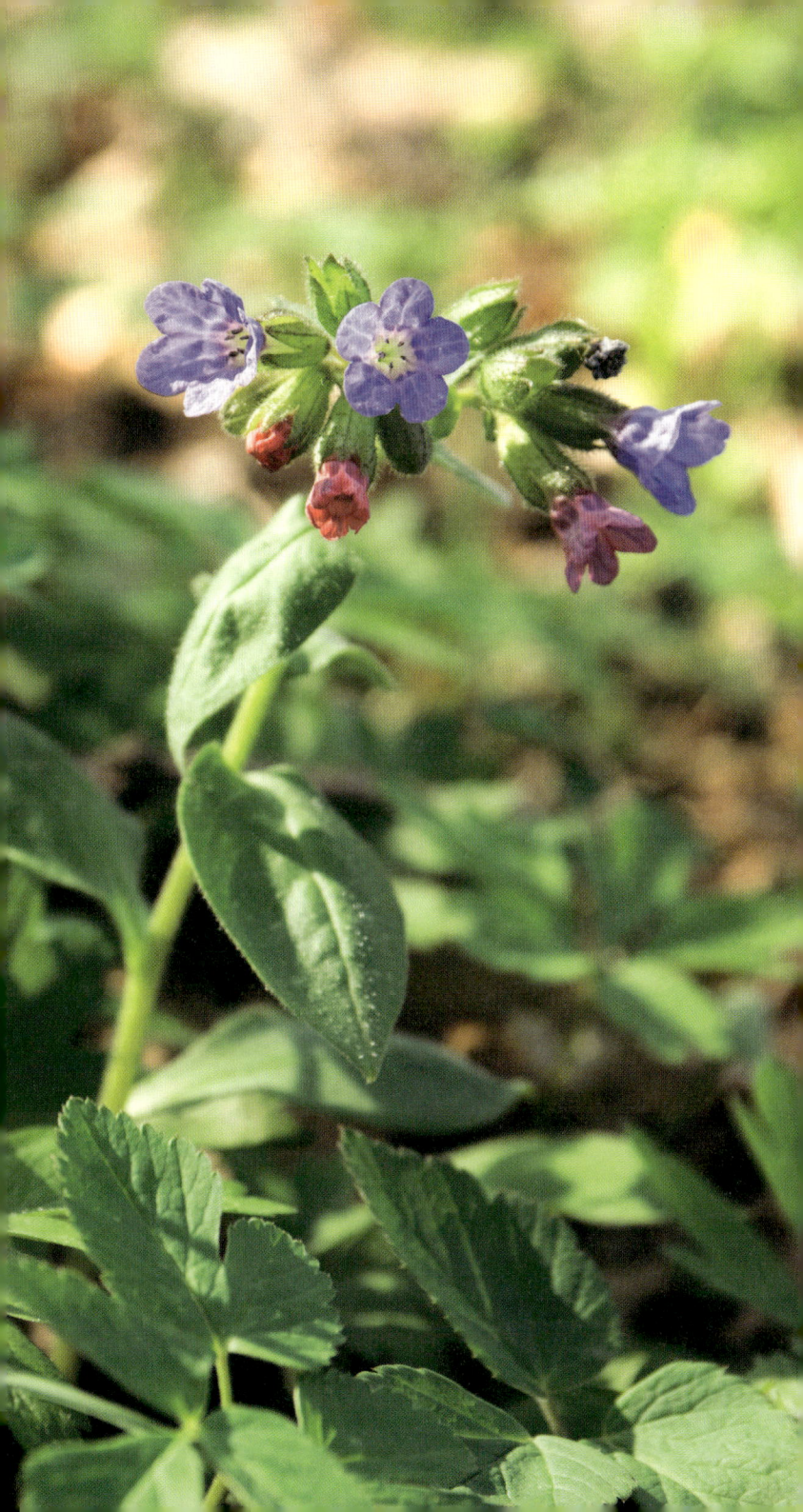

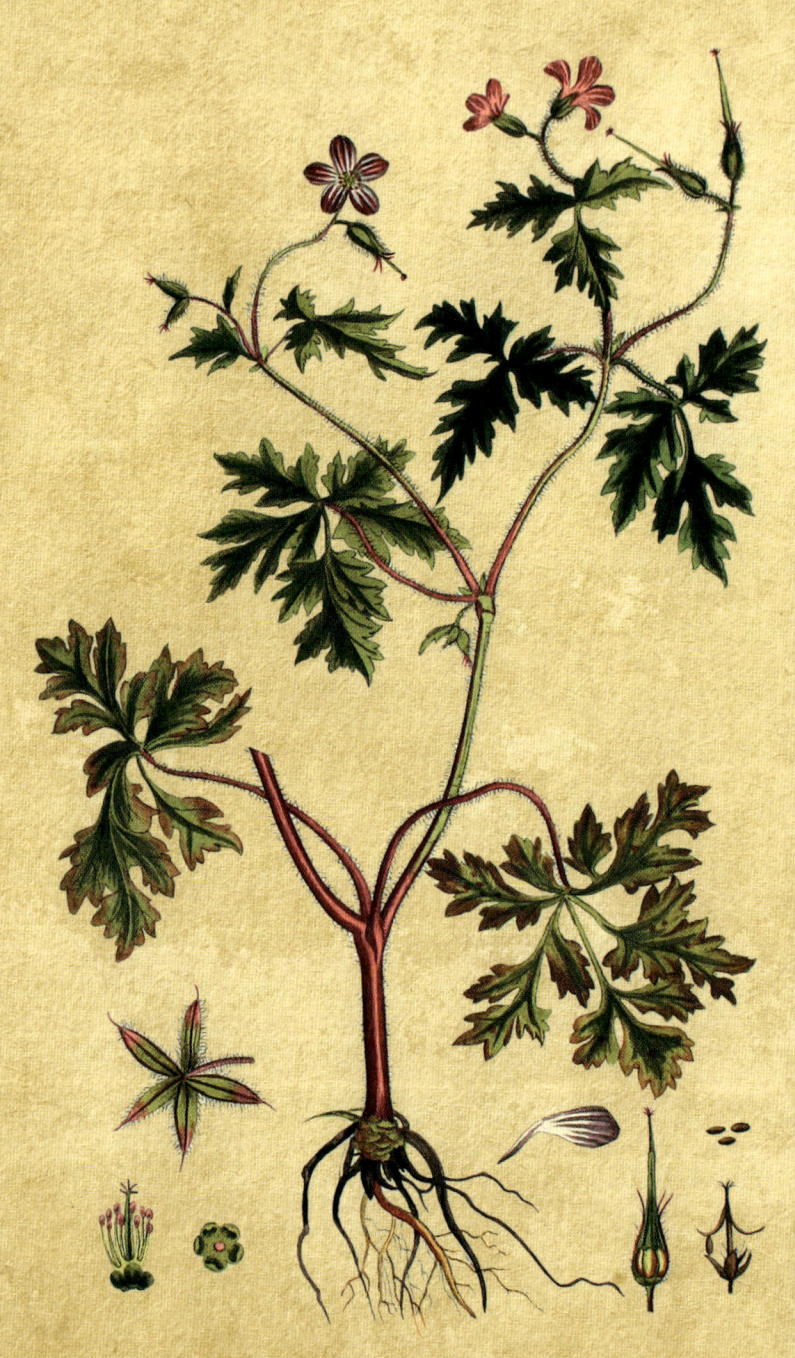

RUPRECHTSKRAUT

Geranium robertianum

Das Ruprechtskraut zählt zur Familie der Storchschnabelgewächse (Geraniaceae), zu der auch die als Zierpflanze weit verbreitete Geranie zählt. Ein volkstümlicher Name der Pflanze lautet auch Stinkender Storchschnabel, der auf ein auffälliges Charakeristikum der ganzen Familie verweist: sie alle riechen intensiv. Das liegt an dem hohen Gehalt an ätherischem Öl.

Die Pflanze ist äußerst anpassungsfähig und gedeiht sowohl an sonnigen als auch an vollverschatteten Standorten. Sie wird bis 40 cm hoch und bildet von Frühling bis Herbst hübsche, aber nicht sehr auffällig Blüten. Diese sind weiß bis violett.

Auch wenn manchen der intensive Geruch der Pflanze unangenehm sein mag, glaubte man früher doch, dass er gesundheitsfördernd ist. Hildegard von Bingen etwa empfahl, den Geruch täglich einzuatmen.

Medizinisch wirksam sind vor allem die in der Pflanze enthaltenen Gerbstoffe. Sie wirken adstringierend, entzündungshemmend und fördern die Wundheilung. Auf Schleimhäute wirken sie verdichtend und schützend. Schädlichen Bakterien wird durch das Zusammenziehen und Austrocknen der Nährboden entzogen, sie können nicht mehr in die Schleimhaut eindringen. Deshalb sind Durchfall und Schleimhautentzündungen mögliche Anwendungsgebiete.

Außerdem wirkt Ruprechtskraut entgiftend und blutreinigend, es aktiviert die Lymphdrüsen und ist antimikrobiell. Darüber hinaus wirkt es leicht harntreibend. Äußerlich kann es bei Ekzemen und Hämorrhoiden verwendet werden.

INHALTSSTOFFE: Bitterstoffe, Gerbstoffe, Flavonoide, ätherisches Öl

ANWENDUNGSGEBIETE: Ekzeme, Entzündungen, Schleimhautentzündungen, Durchfall, Hämorrhoiden

REZEPTE

Ruprechtskraut
Geranium robertianum

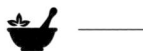

KINDERWUNSCH TEE (NACH FISCHER-RIZZI):
20 g Beifußkraut, 20 g Holunderblüten, 20 g Himbeerblätter,
20 g Storchenschnabel, 20 g Rosmarin

2 gehäufte TL der Mischung mit 250 ml kochendem Wasser übergießen, 10 Minuten ziehen lassen. 1 Tasse täglich über mehrere
Wochen trinken. Der Tee enthält Heilkräuter, die die Östrogenbil-
dung anregen. Dies fördert die Eizellenreifung und den Eisprung.
In der zweiten Zyklushälfte kann zusätzlich Frauenmantel- oder
Mönchspfeffertee zur Anregung des Gelbkörperhormons getrunken werden.

**STORCHSCHNABELTINKTUR (NACH FISCHER-RIZZI) BEI
DURCHFALL ODER SCHOCKZUSTÄNDEN:**
Ein Schraubglas mit frischem, zerkleinertem Kraut füllen und mit
45%igem Alkohol aufgießen, sodass alles gut bedeckt ist. 3 Wochen stehen lassen, ab und zu schütteln, abseihen und in Tropf-
flaschen füllen. Die Tinktur eignet sich gut für die Reiseapotheke.
Bei Durchfall nimmt man stündlich 20 Tropfen in etwas Wasser
ein. Bei Schockzuständen 5 Tropfen auf die Zunge geben.

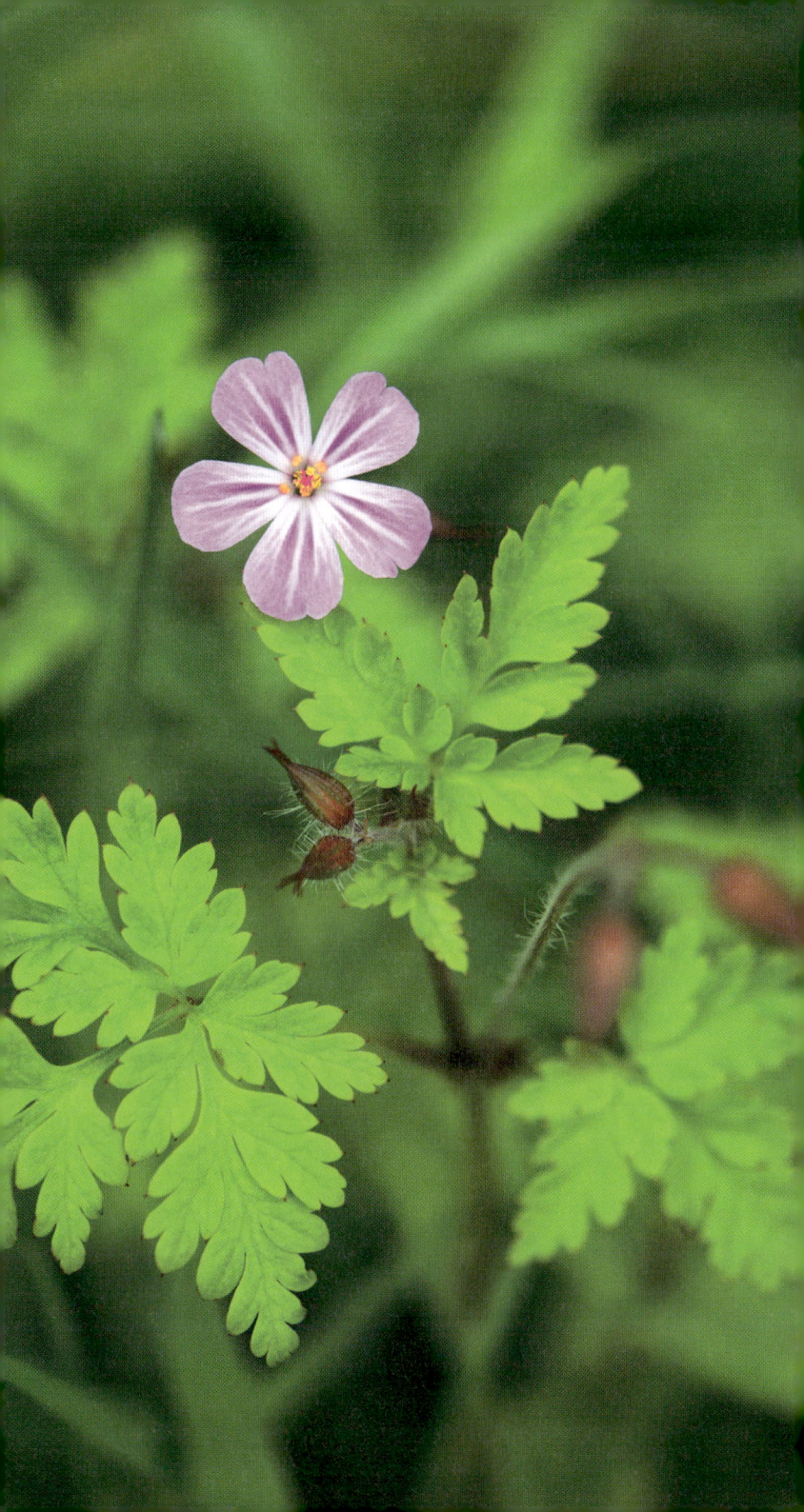

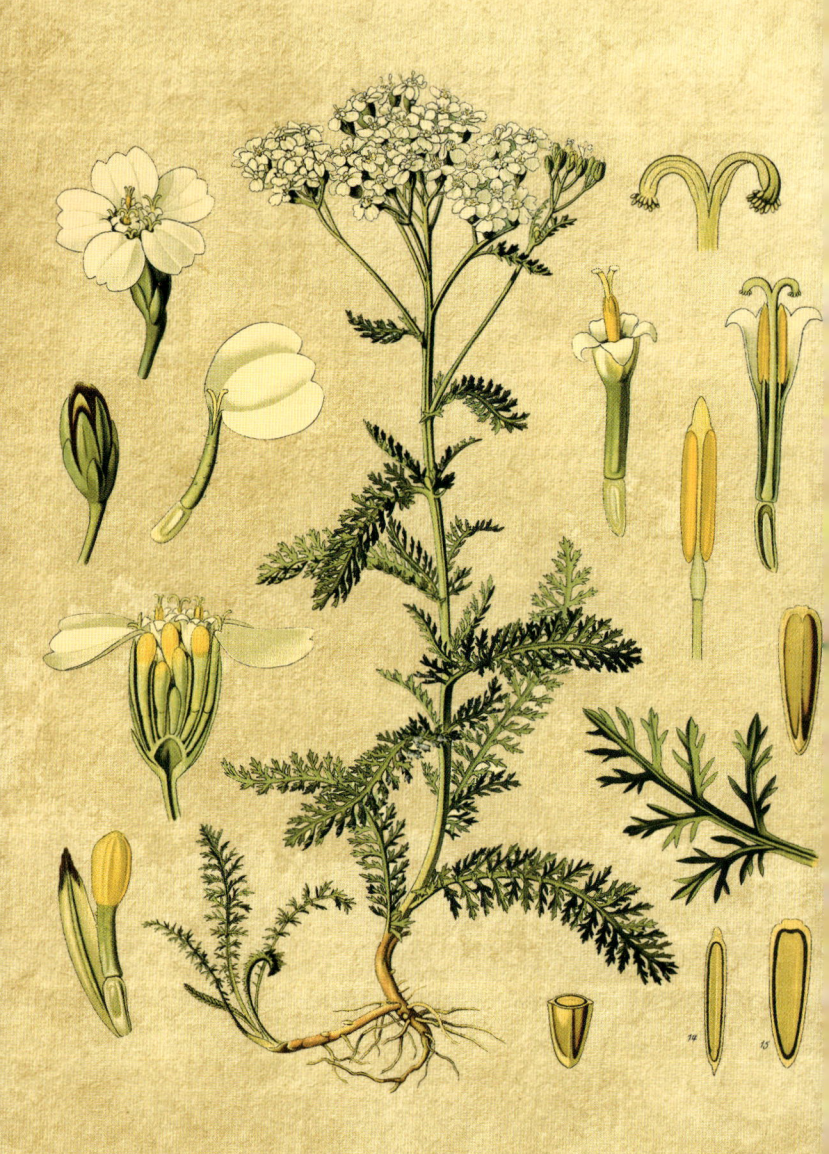

SCHAFGARBE
Achillea millefolium

Die Schafgarbe zählt zur Familie der Korbblütler und wächst an sonnigen Standorten auf Wiesen und an Feldrändern. Sie erreicht eine Wuchshöhe von ca. 60 cm, manchmal wird sie bis zu 1 m hoch. Von Hochsommer bis Herbst erscheinen ihre weißen, gelegentlich auch rosafarbenen oder gelblichen Blütendolden, die eigentlich Scheindolden sind. Die Blätter sind filigran gefiedert, darauf verweist der lateinische Namensbestandteil „millefolium" („tausend Blätter"). Der deutsche Name rührt von der Vermutung her, dass kranke Schafe bevorzugt Schafgarben fressen, um zu genesen.

Die Schafgarbe hat in der antiken Medizin und in der Volksmedizin eine lange Tradition, vor allem in der Wundheilung.

Das leicht bitter schmeckende blühende Kraut erntet man im Hoch- bis Spätsommer. Frische, junge Blätter können als verdauungsfördernde Salatzutat verwendet werden. Für medizinische Zwecke verwendet man auch die Blüten.

Die Schafgarbe wirkt krampflösend, entzündungshemmend, gallentreibend, die Sekretion von Verdauungssäften anregend, antimikrobiell, antibakteriell, fungizid, appetitanregend, tonisierend und blutstillend. Das enthaltene Kalium regt die Nierentätigkeit an und wirkt harntreibend.

Schafgarbe kann Kontaktallergien auslösen. Wer gegen Korbblütler allergisch ist, sollte sie nur vorsichtig verwenden.

INHALTSSTOFFE: Gerbstoffe, Bitterstoffe, ätherisches Öl, Flavonoide, Cumarine, Kalium

ANWENDUNGSGEBIETE: Wunden, Verdauungsbeschwerden, Magen-Darm-Beschwerden, Krämpfe, Gallenbeschwerden, Appetitlosigkeit, Lebererkrankungen, gynäkologische Beschwerden

REZEPTE

Schafgarbe
Achillea millefolium

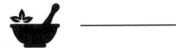

HÄMORRHOIDEN-/WUNDHEILSALBE:

30 g frische Schafgarbenblüten, 100 ml Olivenöl, 20 g Bienenwachs

Olivenöl in einem Topf erhitzen, aber nicht kochen lassen, die Schafgarbenblüten hinzugeben. Den Topf abgedeckt über Nacht stehen lassen. Am nächsten Tag die Masse noch mal erwärmen, durch ein Tuch abseihen, das erwärmte Bienenwachs untermischen und in Cremedosen abfüllen. Die Salbe hält im Kühlschrank 6 Monate. Die Salbe mehrmals dünn auf die Hämorrhoiden auftragen. Sie hat einen kühlenden Effekt und lindert den Juckreiz.

HERZWEIN (NACH FISCHER-RIZZI):

2 Handvoll frische fein gehackte Schafgarbe, 2 Handvoll frisch gehackte Melisse, 2 EL getrocknete Baldrianwurzel, 1 Zimtstange, 1 l guter Rotwein

Die Zutaten mit dem Wein ansetzen, 2 Wochen ziehen lassen, abseihen und in eine dunkle Flasche füllen. 2 Likörgläschen täglich. Der Wein wirkt beruhigend und stärkend.

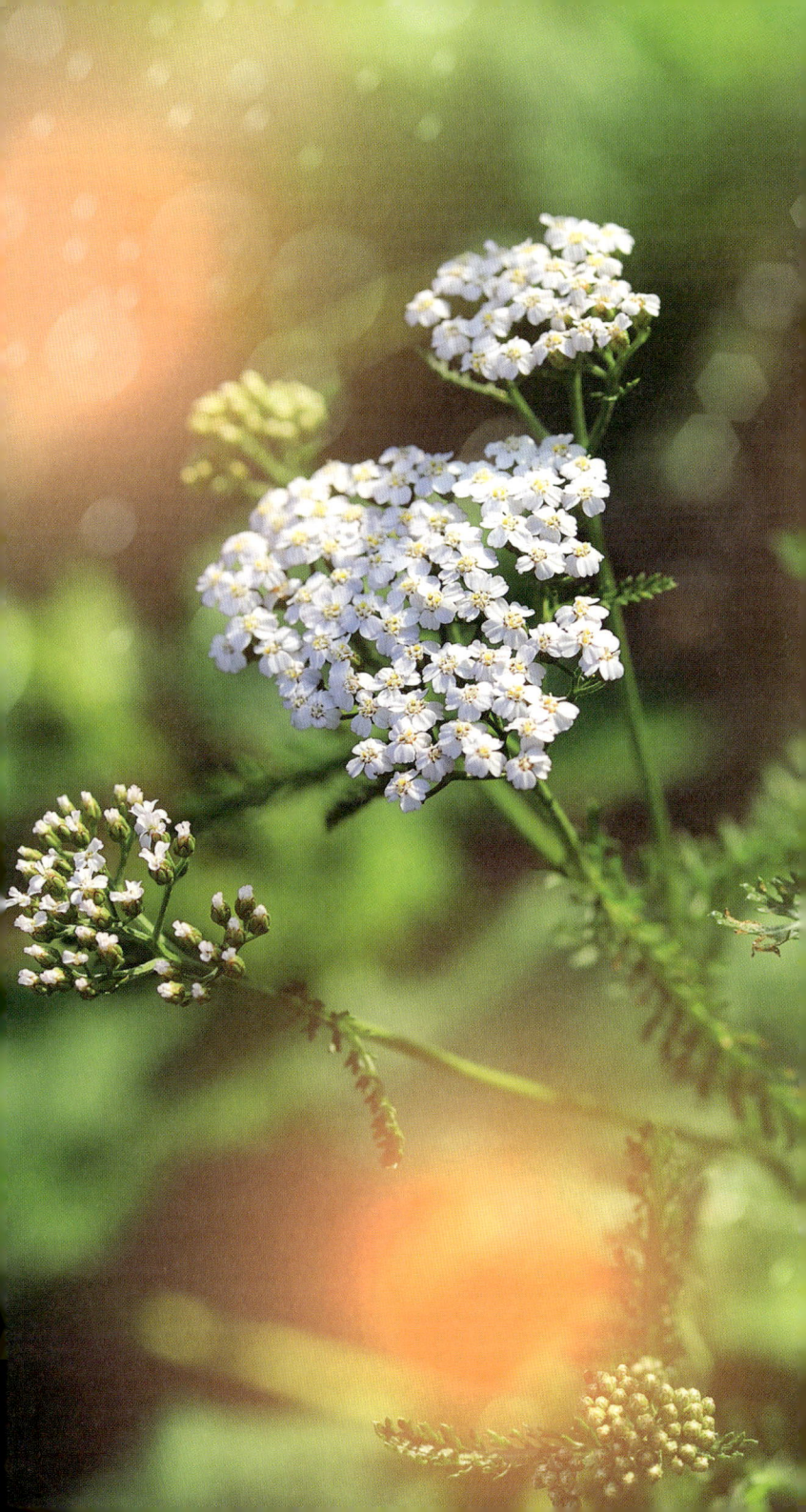

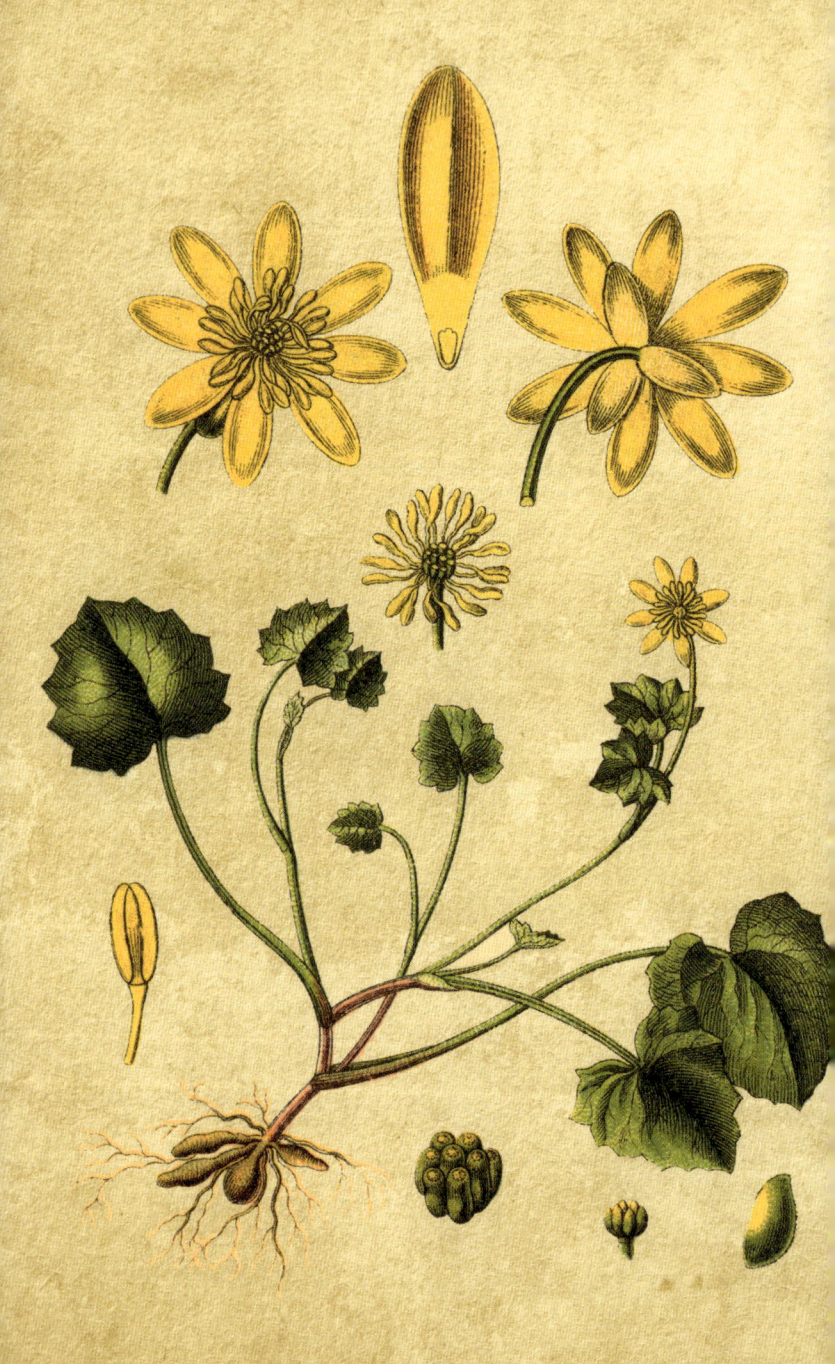

SCHARBOCKSKRAUT
Ranunculus ficaria

Schon ab März breiten sich auf feuchten Böden im Wald oder Gebüsch breite Teppiche von Scharbockskraut aus. Die grünen Blätter sind langgestielt und herzförmig. Der Blattrand ist ganzrandig oder schwach gezähnt. Das gelb blühende Scharbockskraut enthält wie alle Hahnenfußgewächse schwach giftige Alkaloide. Diese bilden sich vor allem nach der Blüte. Bei empfindlichen Personen oder übermäßigem Verzehr kann es zu Schleimhautreizungen, Durchfällen und Übelkeit kommen. Daher sollte man die Blätter nur vor der Blüte von März bis April sammeln. Sie können in kleinen Mengen, etwa eine Handvoll pro Tag, gegessen werden. Der Geschmack der Blätter ist würzig, scharf und etwas herb. Man kann sie klein gehackt im Wildkräutersalat, auf Brot oder im Kräuterquark verwenden. Die Blütenknospen ergeben in Essig mariniert einen leckeren Kapernersatz.

Scharbock ist die volkstümliche Bezeichnung für Skorbut. Da die Blätter viel Vitamin C enthalten, wurden sie gegen Vitamin-C-Mangelerscheinungen und Frühjahrsmüdigkeit gegessen. Die Wurzel wurde früher zur Behandlung von Feigwarzen eingesetzt. Nach heutigen wissenschaftlichen Erkenntnissen wirken die Inhaltsstoffe der Wurzel lediglich hautreizend und wirken nicht gegen Warzen.

In der Naturheilkunde wird das getrocknete Scharbockskraut als Tee gegen Hautunreinheiten angewendet. Hämorrhoiden lassen sich durch einen Sud aus Scharbockskraut im Sitzbad lindern.

INHALTSSTOFFE: in den Blättern: Vitamin C, Ranunculin, Saponine und Gerbstoffe; in der Wurzel: Gerbstoffe, Asparagin, Urease

ANWENDUNGSGEBIETE: Hautunreinheiten, Hämorrhoiden, Frühjahrsmüdigkeit

REZEPT

Scharbockskraut
Ranunculus ficaria

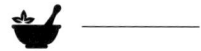

SCHARBOCKSKRAUTWÜRZE:
Scharbockskrautblätter ab Mitte Februar bis zur Blüte sammeln
und trocken. In der elektrischen Kaffeemühle oder im Blender zu
Pulver vermahlen. In einem gut verschlossenen Glas aufbewahren. Messerspitzenweise Speisen und Getränken beimischen.

SCHARBOCKSKRAUTTEE BEI HAUTUNREINHEITEN:
3 TL frisches oder 2 TL getrocknetes Scharbockskraut mit 200 ml
kochendem Wasser übergießen, 5 Minuten ziehen lassen und
abseihen. Den Tee schluckweise über den Tag verteilt trinken.
Reinigt das Blut und regt den Hautstoffwechsel an. Unreine Hautpartien können auch äußerlich mit diesem Tee betupft werden.

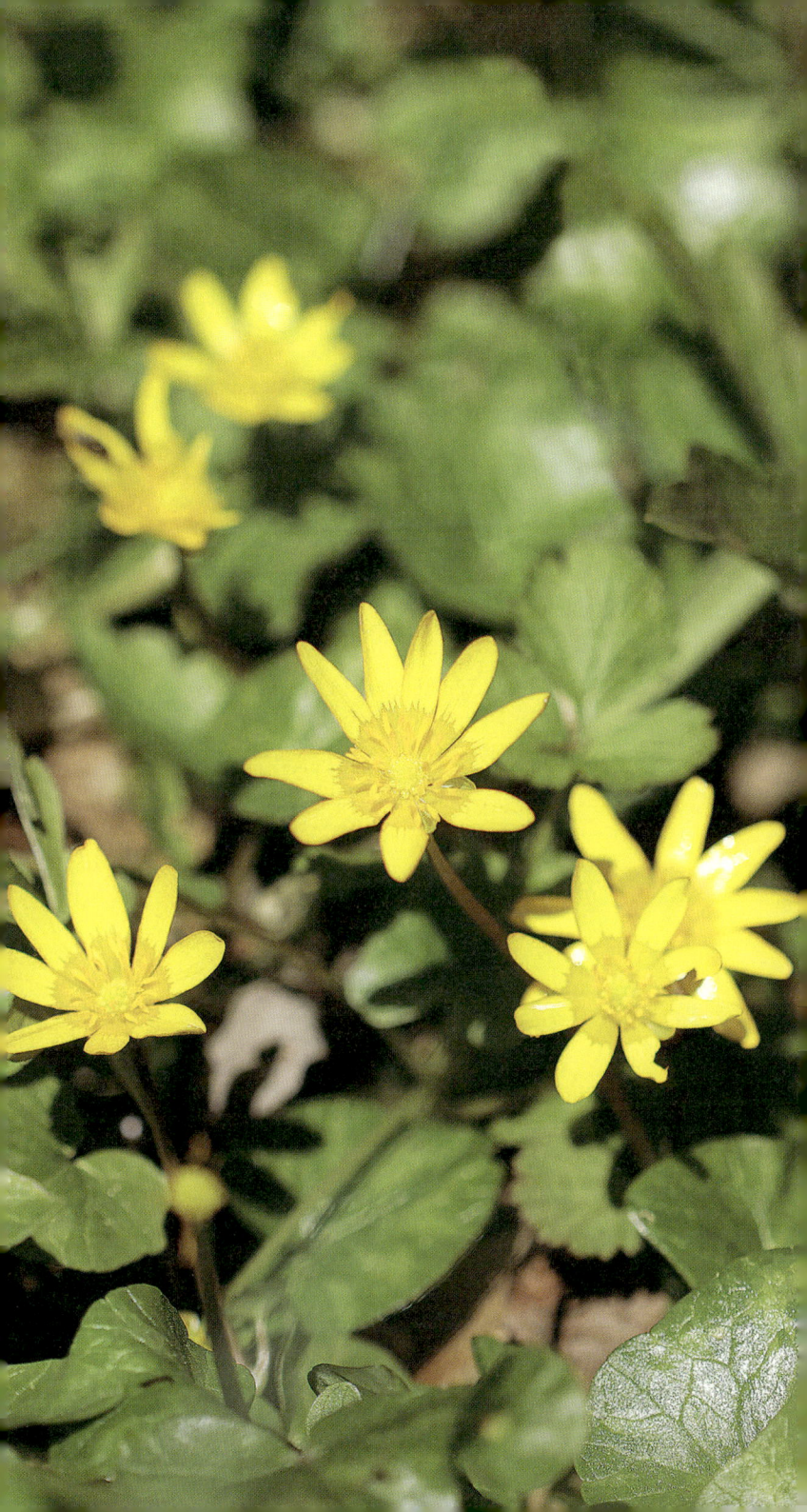

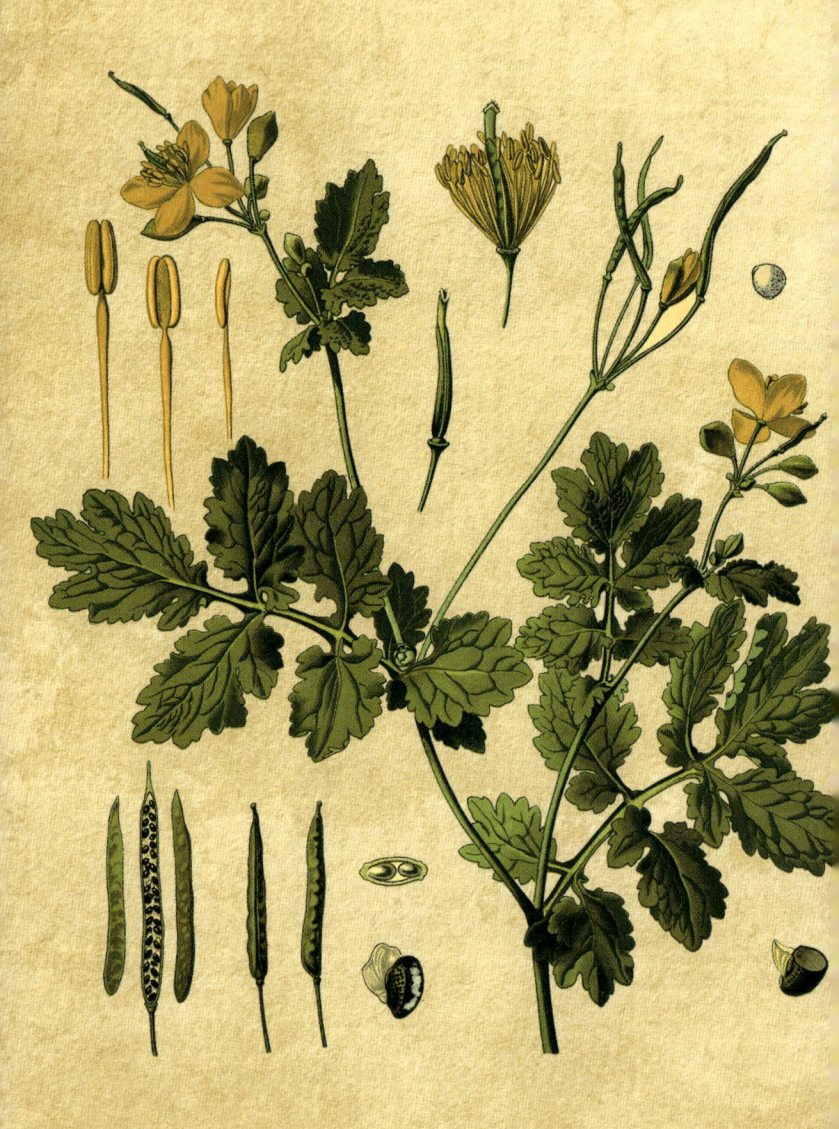

SCHÖLLKRAUT

Chelidonium majus

Das Schöllkraut ist eine mehrjährige Pflanze aus der Familie der Mohngewächse (Papaveraceae). Sie blüht mit leuchtend gelben, etwa 2 cm großen Blüten von Mai bis Oktober. Häufig findet man Schöllkraut an Hecken, Mauern und Zäunen, auf Schutthalden sowie in lichten Wäldern. Beim Abbrechen der Stängel oder Einreißen der Blätter fließt ein orangegelber Milchsaft heraus.

Der Geschmack der Pflanze ist bitter und leicht scharf. Da das Kraut leicht giftig ist, wird es in der Küche nicht verwendet.

Schöllkraut war wegen seiner krampflösenden Eigenschaften schon in der Antike hochgeschätzt. Besondere Bedeutung hatte das Schöllkraut auch bei der Behandlung von Augenerkrankungen. Es gilt bis heute als eines der wirksamsten naturheilkundlichen Heilmittel gegen Warzen. Schöllkraut enthält Alkaloide, die krampflösend auf den Oberbauchbereich wirken. Auch eine gallentreibende, schmerzlindernde und zentral sedierende Wirkung wurde in Studien nachgewiesen. Schöllkraut kommt daher vor allem bei krampfartigen Beschwerden im Bereich der Gallenwege und des Magen-Darm-Trakts zum Einsatz.

Bei Teezubereitungen unterliegt der Alkaloidgehalt sehr großen Schwankungen. Aufgrund der möglicherweise leberschädigenden Nebenwirkungen sollten ausschließlich homöopathische Zubereitungen (Choleodoron, Chelidonium DHU) verwendet werden. Äußerlich kommt der frische Pflanzensaft für die Warzenbehandlung zum Einsatz.

INHALTSSTOFFE: Isochinolin-Alkaloide, Flavonoide, Kaffeesäureester

ANWENDUNGSGEBIETE: homöopathische Schöllkrautpräparate bei krampfartigen Beschwerden im Bereich der Gallenwege und des Magen-Darm-Trakts, orangegelber Pflanzensaft äußerlich bei Warzen

REZEPTE

Schöllkraut
Chelidonium majus

SCHÖLLKRAUTTROPFEN (NACH MADEJSKY) BEI PAPILLOMA-VIRUSINFEKTIONEN:

1–2 blühende Schöllkrautpflanzen mit Gummihandschuhen ernten, sorgfältig verlesen und auf einem Brett grob zerkleinern. Das zerkleinerte Kraut in ein sauberes Schraubglas geben, sodass das Glas mindestens zur Hälfte gefüllt ist. Nun bis zum Rand mit Wodka auffüllen und das gut verschlossene Glas 4 Wochen lang im Dunkeln stehen lassen, ab und zu schütteln. Dann durch ein Leintuch abfiltern, den Rückstand gut auspressen und den Alkoholauszug in eine Braunflasche abfüllen. Kühl und dunkel aufbewahrt halten sich die Tropfen ca. 2 Jahre.

Joghurtapplikation: Einmal täglich 10 Tropfen in 2 TL Jogurt einrühren und mit einer sauberen Einmalspritze (ohne Kanüle) im Liegen vorsichtig in die Scheide einführen, anschließend Watte oder Binde vorlegen.

SCHÖLLKRAUTSALBE:

50 ml Mandelöl, 10 g Bienenwachs, 20 g Sheabutter im Wasserbad erwärmen und 10 ml Schöllkrauttropfen unterrühren, bis zum Erkalten der Salbe weiterrühren. In Salbentiegel abfüllen und kühl lagern. Salbe auf die Warzen auftragen.

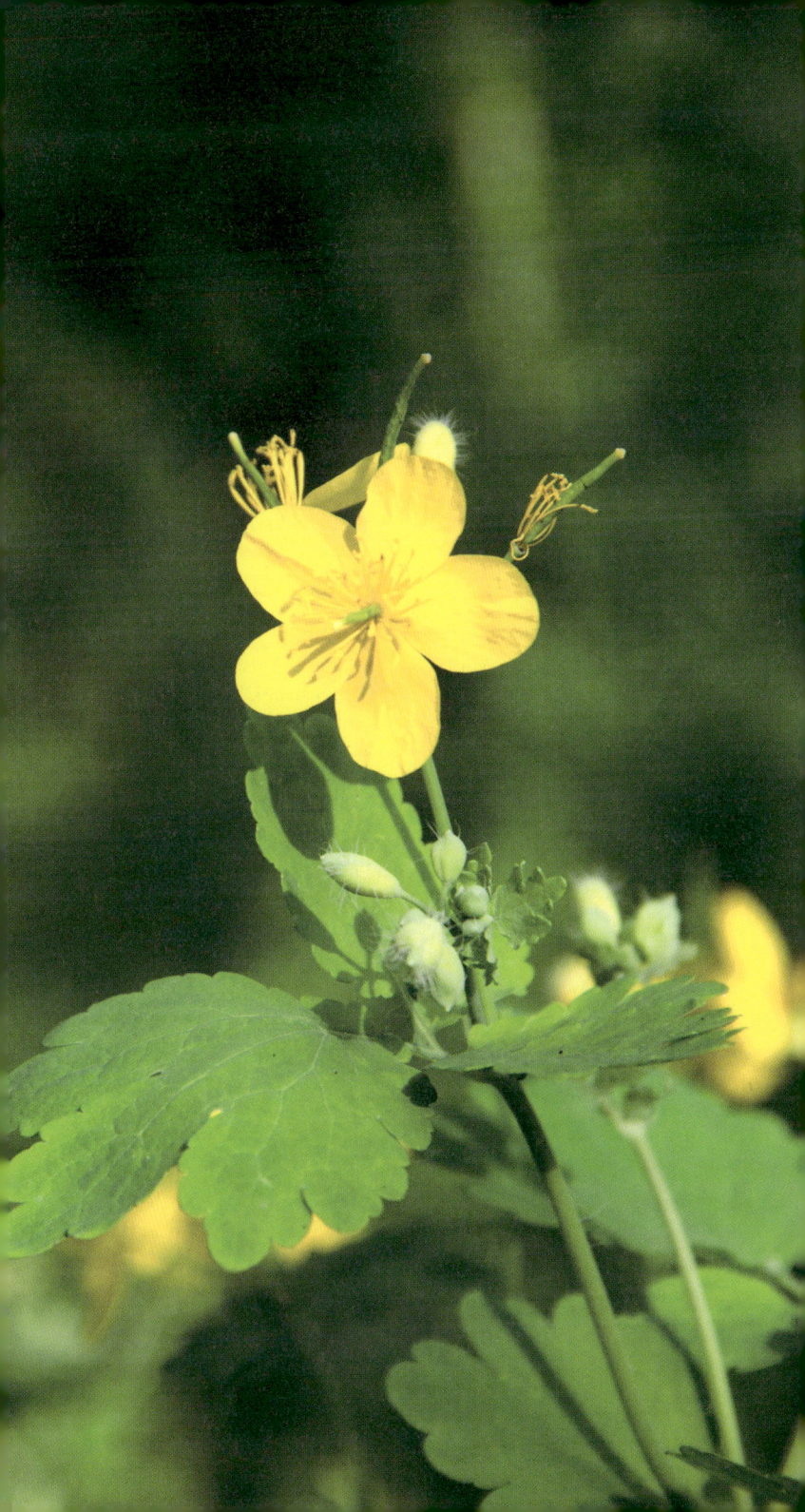

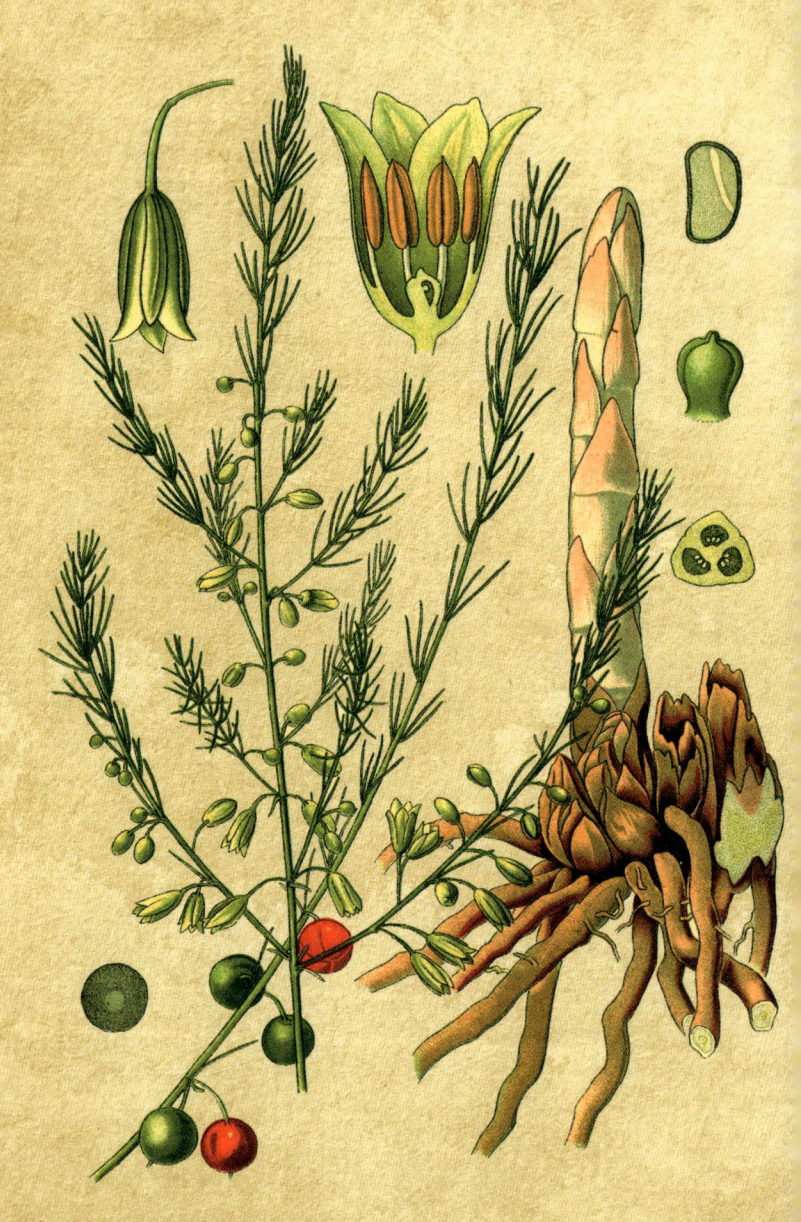

SPARGEL

Asparagus officinalis

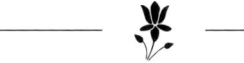

Spargel ist eine allseits bekannte Gemüsepflanze, die weltweit in großen Mengen angebaut wird. Weniger bekannt ist dagegen, dass Spargel auch eine lange Historie als Heilpflanze vorweisen kann – der lateinische Namenszusatz „officinalis" deutet schon darauf hin.

Der deutsche Name kommt aus dem Persischen, wo er „Spross" bedeutet. Spargel stammt ursprünglich aus dem östlichen Mittelmeerraum. Mittlerweile kommt er bei uns auch verwildert vor, oft auf Trockenrasen.

Die Pflanze wird bis 1,5 m hoch und treibt unscheinbare gelbe Blüten. Die Früchte sind rot und nicht genießbar. Spargelernte ist im Juni, sie endet traditionell am Johannistag, also am 24. Juni. Spargel kann roh oder gekocht gegessen werden.

Spargel wirkt leicht blutdrucksenkend und wird aufgrund seiner harntreibenden Wirkung zu Heilzwecken hauptsächlich als Diuretikum verwendet. Der Grund für diese Eigenschaft ist die im Spargel enthaltene Aminosäure Asparagin. So fördert er die Durchspülung der Blase bei Blasen- und Harnwegsentzündungen und hilft gegen Nierengrieß.

Ein weiteres Anwendungsgebiet in der Volksmedizin ist Rheuma. Äußerlich kann er auch bei Hautausschlägen genutzt werden.

Nicht verwenden sollte man ihn bei Nierenerkrankungen und Ödemen. Spargel enthält Harnsäure, weshalb man ihn bei Gicht nicht regelmäßig essen sollte. Er enthält außerdem eine schwefelhaltige Säure, die den Geruch des Urins verändern kann.

INHALTSSTOFFE: Asparagin, Arginin, Saponine, Fruktane, Kalium

ANWENDUNGSGEBIETE: Harnwegsinfektionen, Nierengrieß, Rheuma

REZEPTE

Spargel
Asparagus officinalis

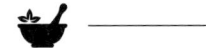

ENTWÄSSERUNGSTEE:
2 EL Spargelwurzel in 0,5 l Wasser 5 Minuten kochen, 10 Minuten
ziehen lassen. Täglich 0,5 l trinken, wegen der entwässernden
Wirkung aber nicht nach 17:00 Uhr. Der Tee wirkt schwach ent-
wässernd und blutdrucksenkend.

TEE BEI NIERENGRIESS:
20 g Löwenzahnwurzel, 20 g Spargelwurzel, 20 g Goldrutenkraut,
20 g Birkenblätter

2 gehäufte TL mit 250 ml kochendem Wasser übergießen, 10 Minuten ziehen lassen. 3 Tassen täglich ungesüßt trinken.

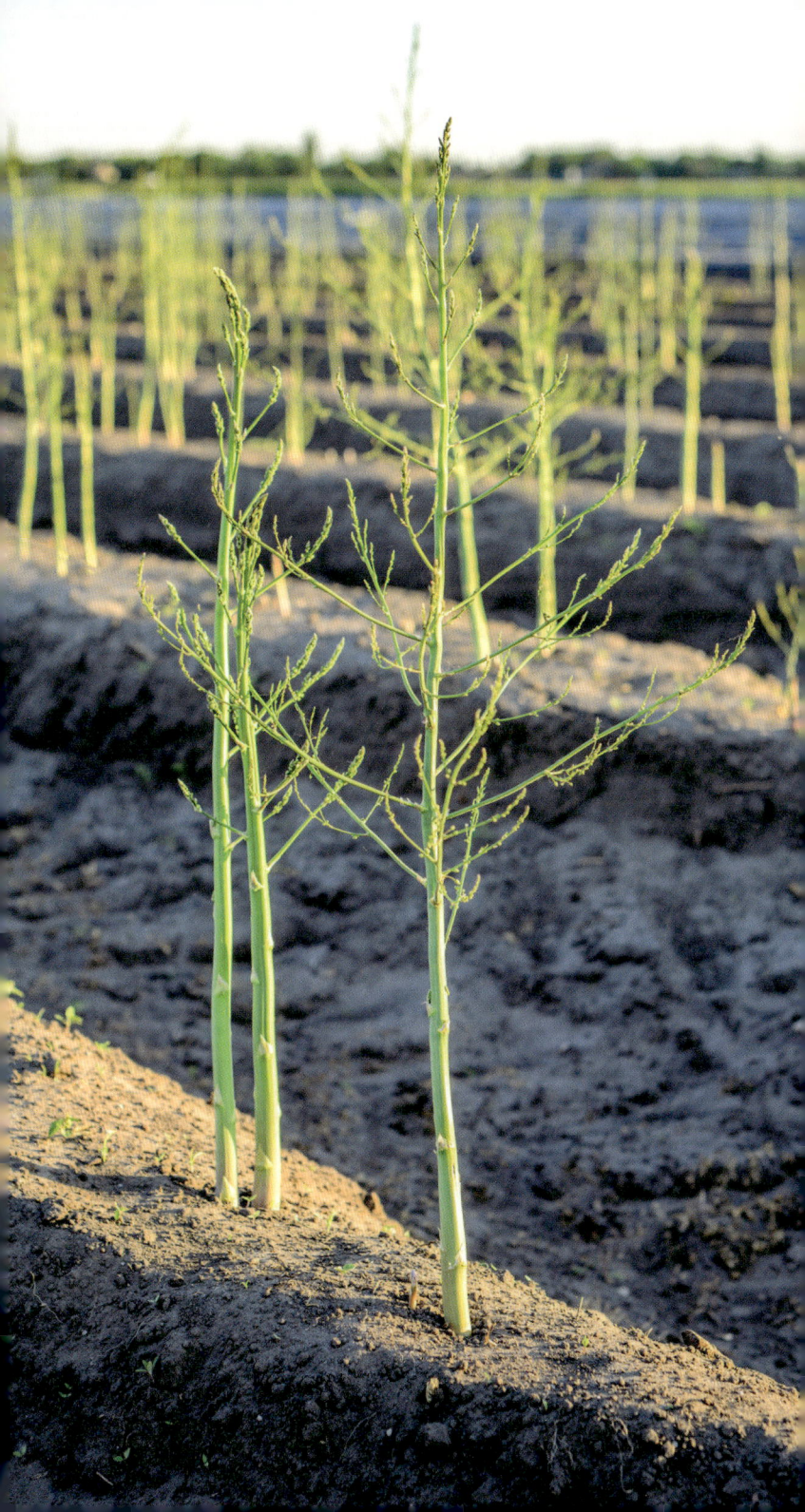

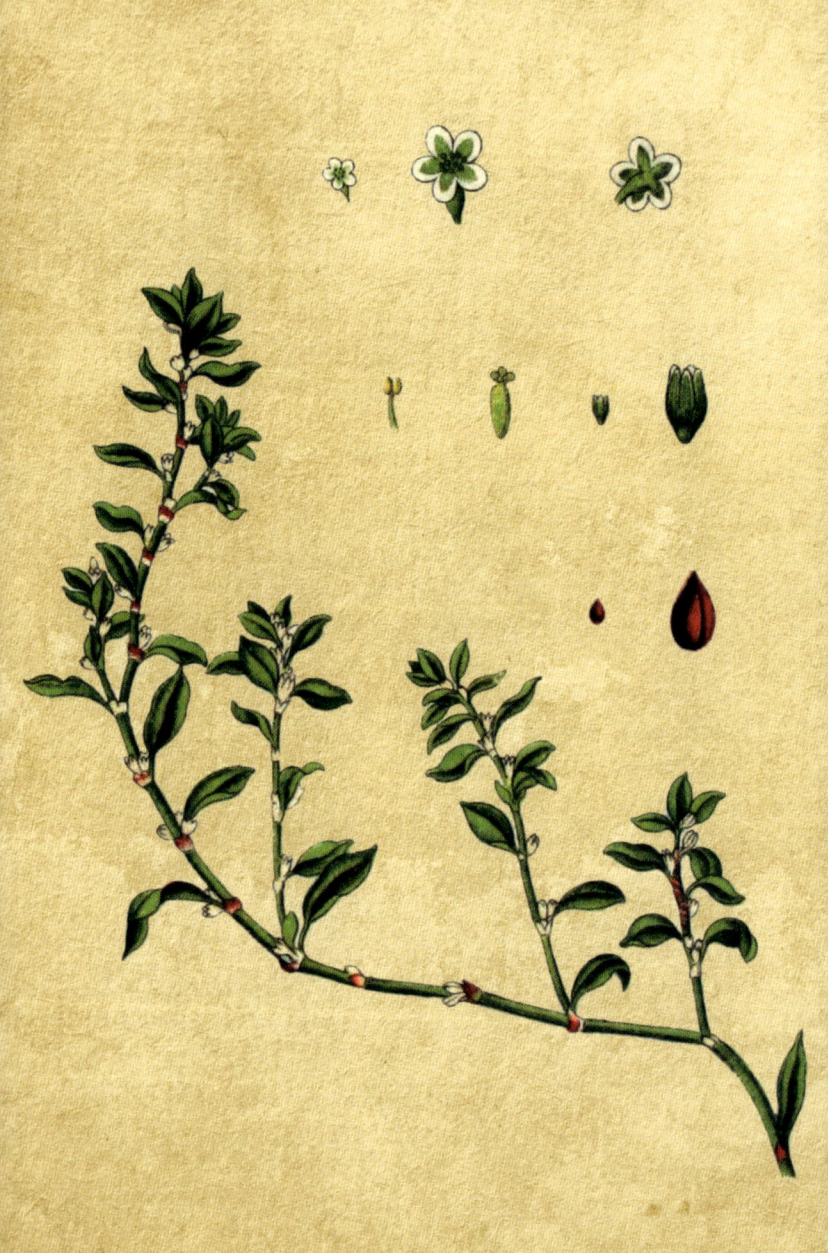

VOGELKNÖTERICH

Polygonum aviculare

Der Vogelknöterich erhielt seinen Namen aufgrund seines Ausse-
hens (knotig) und der Tatsache, dass seine Früchte vielen Vögeln als
Nahrung dienen. Er wächst weit verbreitet und kommt häufig auch
an eher unwirtlichen Standorten vor. Man findet ihn an Wegrändern, auf Wegen – er wird in manchen Regionen deshalb auch als
Wegerich bezeichnet–, auf Schuttplätzen und auf Feldern, oft tritt
er als Pionierpflanze auf. Grundsätzlich bevorzugt er trockene
Standorte. Die eher unscheinbare Pflanze wird meist als Unkraut
betrachtet. Vogelknöterich wächst kriechend, seine Triebe werden
bis zu 40 cm lang. In den Blattachseln sitzen unscheinbare, kleine
Blüten, die grünweiß bis grünrot sind. Die Pflanze blüht den ganzen
Sommer hindurch.

Der Vogelknöterich ist eine alte Heilpflanze, die Historie seiner me-
dizinischen Nutzung reicht zurück bis in die Antike. Für Heilzwecke verwendet man das blühende Kraut.

Vogelknöterich enthält viel Kieselsäure, die bei Lungenkrankhei-
ten als nützlicher Hilfsstoff dient, der die Wirkung anderer Stoffe
unterstützt.

Er wirkt außerdem leicht adstringierend, blutreinigend, harntreibend, schleimlösend und hustenlösend. Deshalb kann er bei
Erkrankungen der Atemwege nützlich sein, die Schleimhäute schützen und das Abhusten fördern. Traditionell kommt er auch bei der
Wundheilung zum Einsatz, denn er wirkt blutungsstillend.

Die harntreibende Wirkung kann bei Grieß- und Steinleiden hilf-
reich sein.

INHALTSSTOFFE: Flavonoide, Gerbstoffe, Schleimstoffe, Cumarine,
Kieselsäure

ANWENDUNGSGEBIETE: Atemwegserkrankungen, Mund- und
Zahnfleischentzündungen, leichte Harnwegsinfektionen

REZEPTE

Vogelknöterich
Polygonum aviculare

LUNGENTEE (NACH KOBERT):

75 g Ackerschachtelhalm, 150 g Vogelknöterich und 40 g Hohl-
zahn mischen. Von dieser Mischung 4 TL mit 6 Tassen Wasser
kalt aufsetzen, zum Kochen bringen und so lange sprudelnd
kochen lassen, bis die Hälfte der Flüssigkeit verdampft ist. Die
verbleibenden 3 Tassen über den Tag verteilt trinken. Kuranwendung über 3 Monate. Dieser kieselsäurehaltige Tee wurde früher
bei Tuberkulose verordnet und wirkt in diesem Zusammenhang
auch gegen Nachtschweiß.

HAAR-, HAUT- UND NÄGELTEE:

50 g Ackerschachtelhalm, 50 g Vogelknöterich

4 EL mit 1 l Wasser kalt aufsetzen, 20 Minuten kochen, abseihen
und über den Tag verteilt trinken. Kieselsäure ist ein unentbehr-
licher Bestandteil von Haut, Haaren, Nägeln, Schleimhaut und
Bindegewebe. Der Tee kommt Haut, Haaren und Nägeln zugute
und kann zur allgemeinen Stärkung des Bindegewebes als innere
Anwendung bei Cellulite getrunken werden.

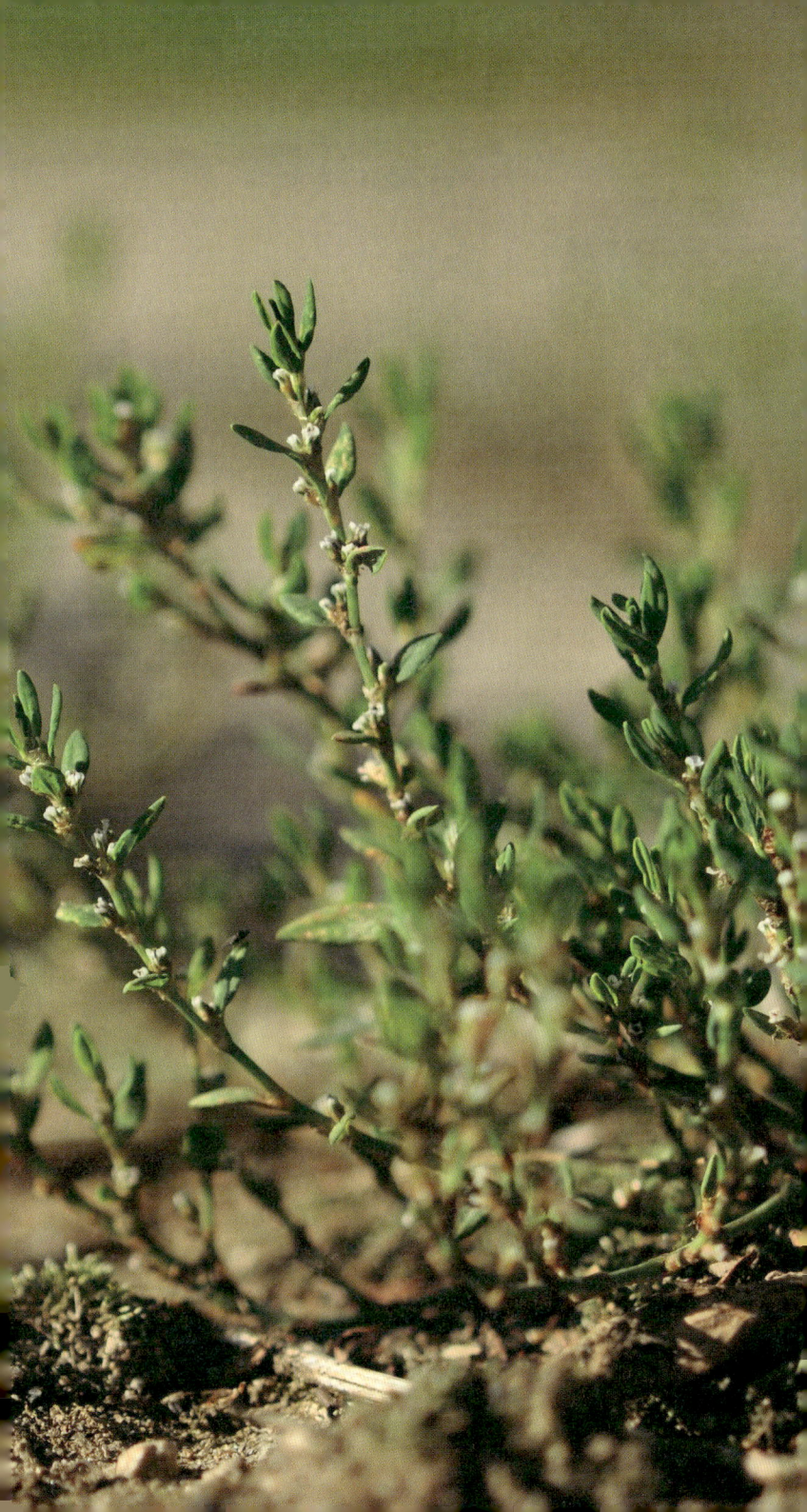

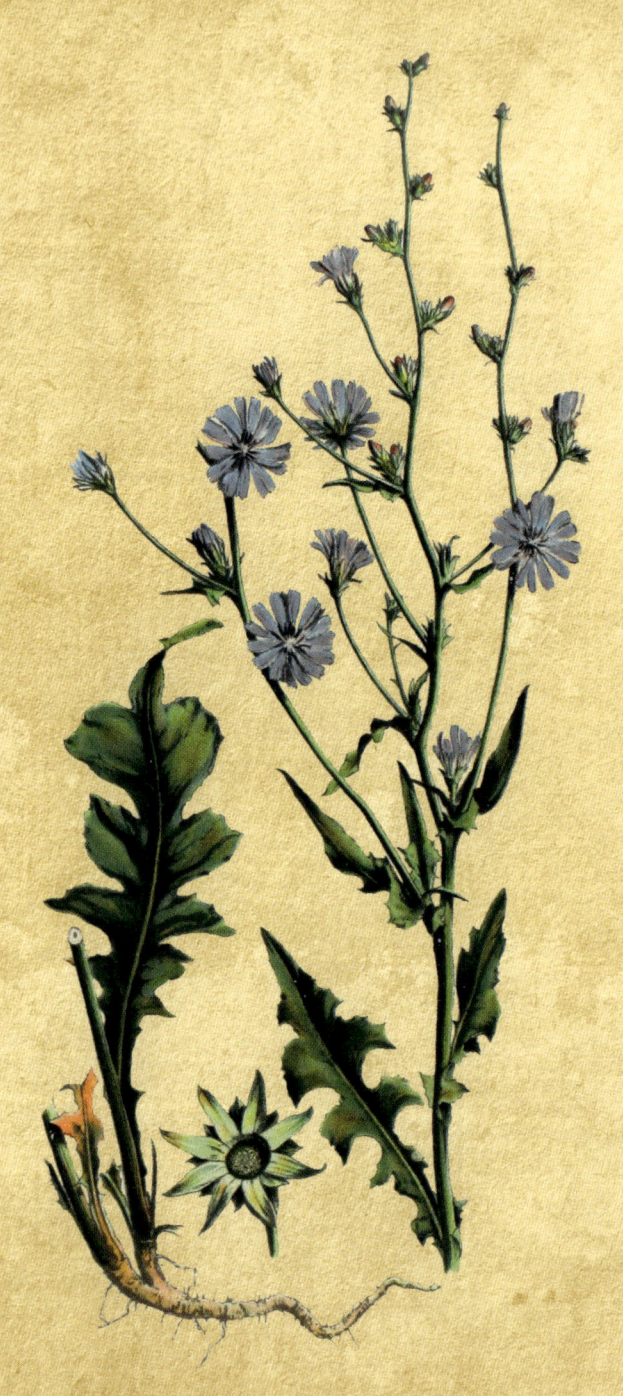

WEGWARTE

Cichorium intybus

Die Gemeine Wegwarte, auch als Zichorie bekannt, ist ein Korbblütler, der meist an Wegrändern und auf Äckern wächst. Sie treibt einen hohlen, haarigen Stängel, der bis zu 1 m hoch wird. Die unteren Blätter sind gefiedert. Im Hochsommer erscheinen die hübschen blassblauen Blüten.

Schon in der Antike schätzte man sie als Heilpflanze, aber ihre gesundheitsfördernde Wirkung geriet lange in Vergessenheit. Heute ist sie meist vor allem deshalb bekannt, weil man aus der Wurzel einen Kaffeeersatz herstellt, den sogenannten Muckefuck oder auch Zichorienkaffee.

Man verwendet zu Heilzwecken vor allem die Wurzel, aber auch das Kraut und die Blüten. Das Kraut erntet man während der Blüte, die Wurzeln dagegen erst im Herbst.

Die Gemeine Wegwarte senkt den Cholesterinspiegel und regt die Lebertätigkeit an. Sie hilft gegen Appetitlosigkeit und bei Verdauungsstörungen und kann Bestandteil einer Frühjahrskur sein. Äußerlich hilft sie gegen Hautunreinheiten. Bei bestehenden Gallen- und Leberbeschwerden sollte sie nur nach Rücksprache mit dem Arzt angewendet werden. Wer gegen Korbblütler allergisch ist, sollte sie nur vorsichtig verwenden

Eine Unterart der Gemeinen Wegwarte ist die Cichorium intybus var. Foliosum, die unter dem Namen Chicorée als winterliche Salatpflanze geschätzt wird.

INHALTSSTOFFE: Bitterstoffe, Gerbstoffe, Cumarine, Mineralstoffe, Vitamine, Eisen, Flavonoide, Anthocyanin, Rutin, Pentosane, Inulin

ANWENDUNGSGEBIETE: Erkrankungen der Verdauungsorgane inkl. der Milz, zur Reinigung und Ausleitung

REZEPTE

Wegwarte
Cichorium intybus

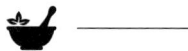

ESSENZ ZUM EINREIBEN BEI MÜDEN GLIEDERN, MUSKEL-KATER UND DEKUBITUS:

2 EL getrocknetes Wegwartenkraut, Blüten und Wurzel in ein Schraubglas geben, mit 300 ml Korn übergießen, gut verschließen, 3 Wochen an einen warmen Ort stellen. Dann fein filtrieren, in eine Flasche füllen und gut verschließen. Für Umschläge 1 EL Wegwartenessenz mit 150 ml Wasser mischen. Eine Kompresse oder ein geeignetes Tuch wird mit der verdünnten Essenz getränkt und auf die betroffene Stelle aufgelegt oder der Körper damit abgerieben.

FATBURNER-TEEMISCHUNG:

20 g Artischockenblätter, 20 g Beifußkraut, 20 g Ehrenpreis, 20 g Liebstöckelwurzel, 20 g Löwenzahnwurzel, 20 g Schafgarbenkraut, 20 g Silbermantelkraut, 20 g Wegwartenwurzel

Alle Kräuter mischen, 2 gehäufte TL mit 250 ml kochendem Wasser übergießen, 10 Minuten ziehen lassen. 6 Wochen lang 3 Tassen täglich ungesüßt trinken.

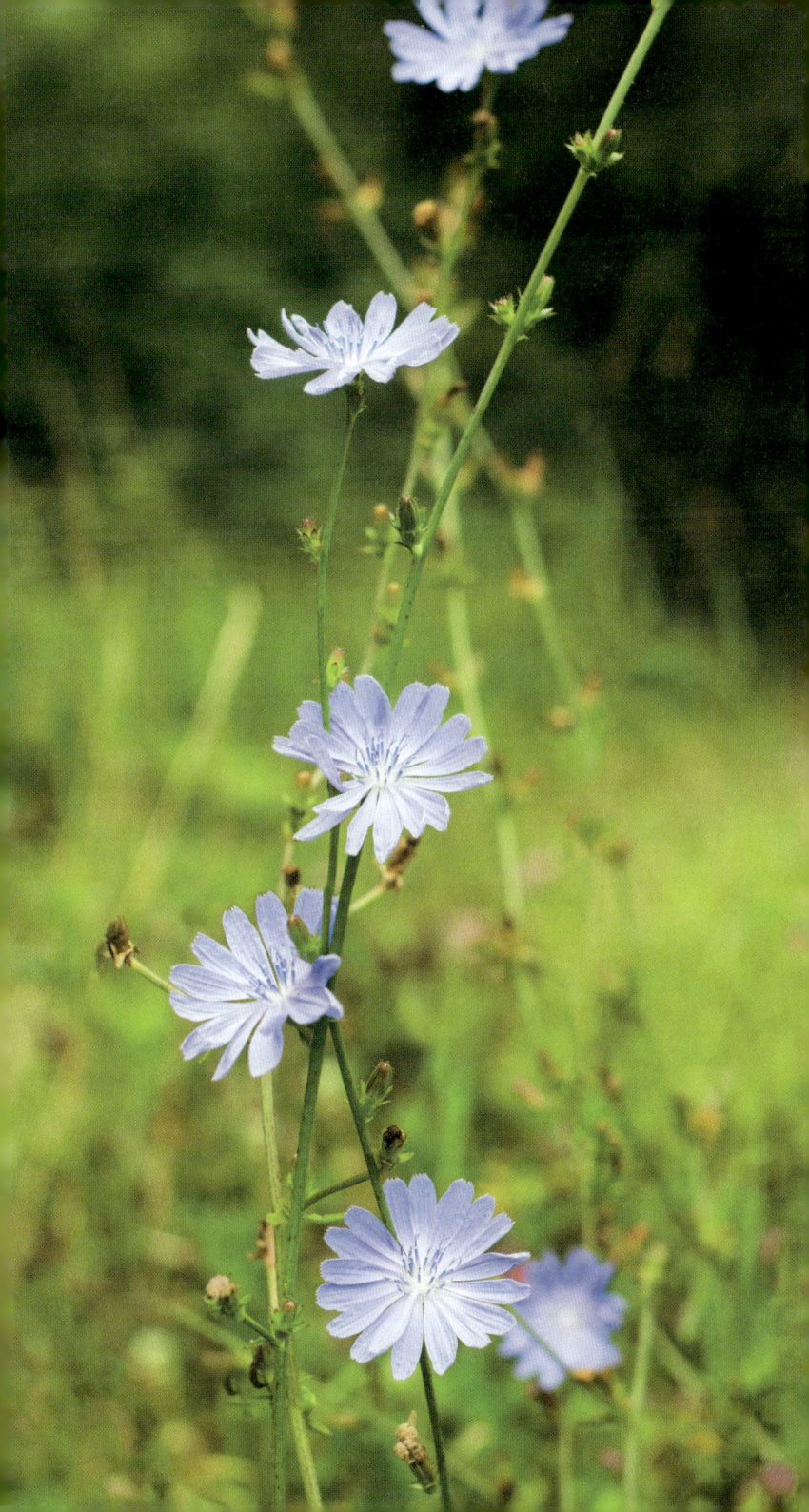

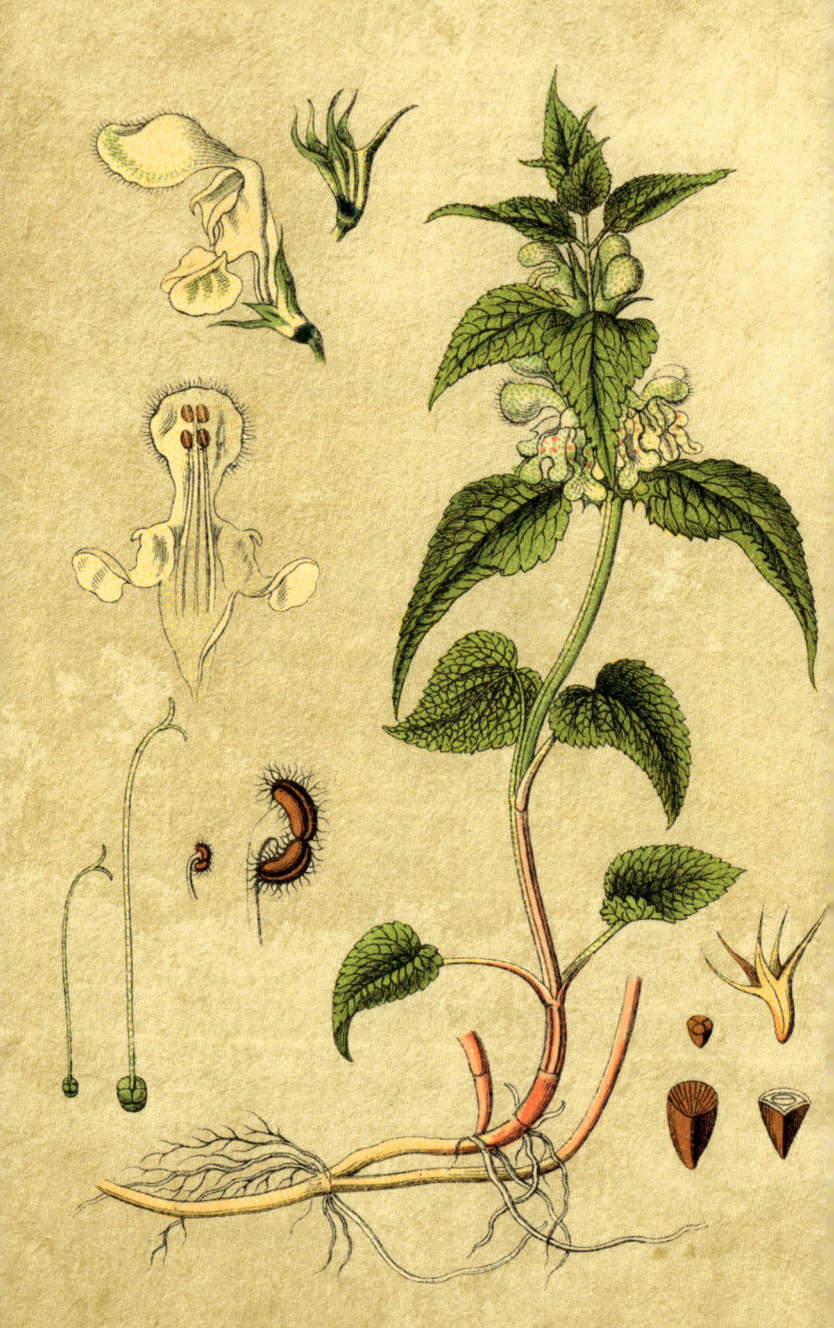

WEISSE TAUBNESSEL
Lamium album

Die Taubnessel aus der Familie der Lippenblütler ähnelt vom Aussehen her ihrer Verwandten, der Brennnessel. Im Gegensatz zu dieser verfügt sie aber nicht über Brennhaare, weshalb man sie bedenkenlos anfassen kann. Sie wird bis zu 50 cm hoch und bevorzugt halbschattige, feuchte Standorte und nährstoffreichen Boden. Die Blätter der weißen Taubnessel sind behaart und haben einen gesägten Rand. In den Blattachseln stehen weiße bis gelbliche Blüten. Sie blüht vom Frühling bis in den Herbst. Man findet sie weit verbreitet an Wegrändern und auf Brachen. Für Hummeln und Bienen ist sie eine wichtige Nahrungspflanze, sie gilt als Bienenweide.

Für medizinische Zwecke verwendet man vor allem die Blüten, aber auch das getrocknete, während der Blüte gesammelte Kraut (die Kommission E bewertet allerdings nur die Blüten als wirksam). Die Taubnessel enthält adstringierend wirkende Gerbstoffe. Sie verdichten die Schleimhäute und hemmen Entzündungen. Ebenfalls enthaltene Saponine wirken schleimlösend und erleichtern so das Abhusten. Äußerlich angewandt wirkt die Taubnessel gegen Juckreiz, damit eignet sie sich zur Behandlung einer Neurodermitis. In der Volksmedizin verwendet man sie gegen Ausfluss. In der Homöopathie setzt man sie auch bei Nierenleiden ein.

INHALTSSTOFFE: Glykoside, Flavonoide, Terpene, Saponine, Gerbstoffe, Schleimstoffe

ANWENDUNGSGEBIETE: Menstruationsbeschwerden, Schleimhautentzündungen, Ausfluss, Nagelgeschwüre, Wundheilung, Neurodermitis

REZEPTE

Weiße Taubnessel
Lamium album

TEE BEI SCHMERZHAFTER PERIODE:

20 g Weiße Taubnessel, 20 g Frauenmantel, 20 g Schafgarbe

2 TL der Mischung mit 250 ml kochendem Wasser übergießen, 10 Minuten ziehen lassen. 2 Tassen täglich über 2–3 Zyklen, während der Blutung eine Teepause einlegen.

TAUBNESSEL-SITZBAD BEI WEISSFLUSS:

50 g Taubnesselblätter mit 500 ml kochendem Wasser übergießen und 10 Minuten ziehen lassen. Den Aufguss in ein warmes Sitzbad (ca. 20 l) geben. Badetemperatur ca. 38 °C, Badedauer: 20 Minuten.

SCHLEIMHAUTTINKTUR:

20 g Beifußkraut, 20 g Frauenmantelkraut, 20 Löwenzahnwurzel, 20g Gänseblümchen, 20 g Sanikelkraut, 20 g Schafgarbenblüten, 20 g Stiefmütterchenkraut, 20 g Weiße Taubnesselblüten, 20 g Birkenblätter

Ein Schraubglas mit der Kräutermischung füllen und mit 45%igem Alkohol aufgießen, sodass alles gut bedeckt ist. 3 Wochen stehen lassen, ab und zu schütteln, abseihen und in eine Tropfflasche füllen. 3-mal täglich 15 Tropfen in ½ Glas Wasser vor den Mahlzeiten einnehmen. Die Tinktur stärkt die Nasen- und Mundschleimhäute sowie die Schleimhäute vom Magen-Darm- und Vaginalbereich.

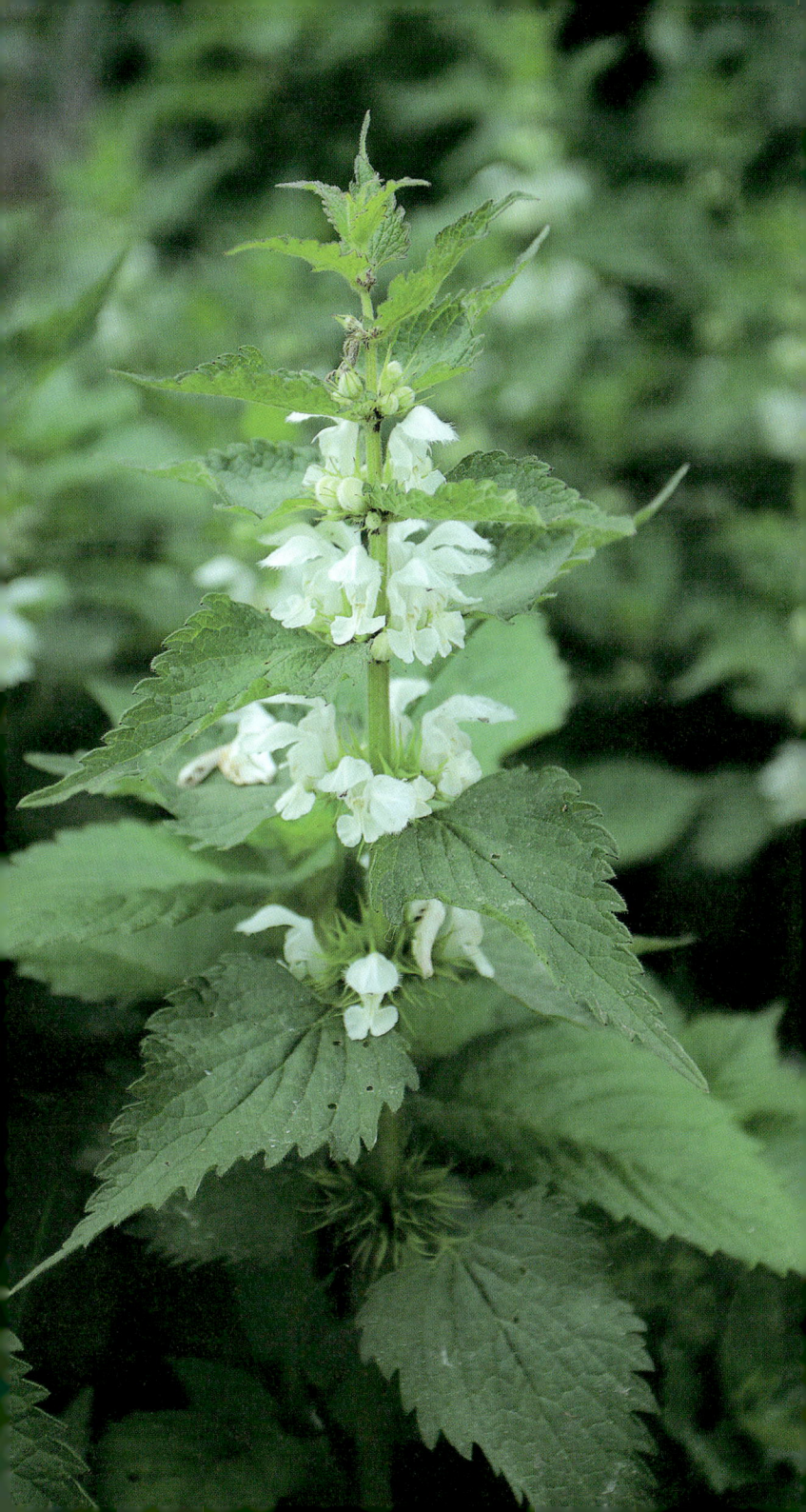

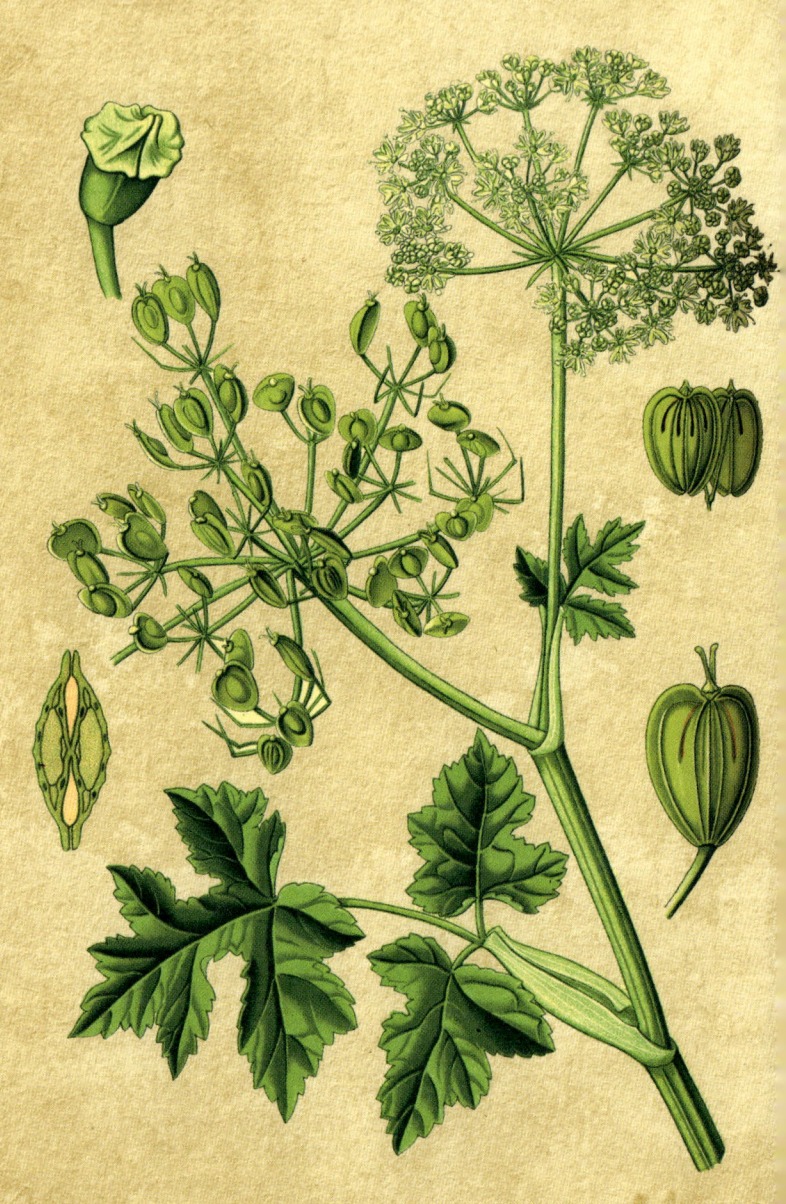

WIESEN-BÄRENKLAU

Heracleum sphondylium

Der Wiesen-Bärenklau gehört zur Familie der Doldenblütler (Apiaceae). Er wächst auf nährstoffreichen Wiesen, an Gräben und Ufersäumen. Die Pflanze ist groß und kräftig und überragt mit ihren bis zu 1,5 m alle anderen Wiesenkräuter. Die Pflanze ist durch ihren kantig gefurchten und dicht borstig behaarten Stängel gekennzeichnet. Ihre weißen Blüten sind in schirmförmigen Dolden angeordnet. Blütezeit ist von Juni bis September. Es besteht Verwechslungsgefahr mit dem Riesenbärenklau sowie anderen giftigen Doldenblütlern wie Schierling oder Hundspetersilie.

Wenn man die Pflanze bei Sonnenlicht berührt, kann es zu Hautirritationen kommen. Diese werden durch Furocumarine in allen Teilen der Pflanze hervorgerufen. Zur Sicherheit sollten zur Verarbeitung des Wiesen-Bärenklaus Handschuhe getragen werden.

Die jungen Blätter schmecken mild, süßlich-aromatisch und können von April bis Mai gesammelt werden. Sie sind sehr nährstoffreich und enthalten sechsmal so viel Magnesium, achtmal so viel Calcium und 20-mal mehr Vitamin C als Kopfsalat. Die Knospen lassen sich von Mai bis August wie Brokkoli zubereiten. Auch die Wurzeln können von September bis März in der Küche verarbeitet werden und verleihen Gerichten eine angenehme Schärfe.

Naturheilkundlich wird der Bärenklau bei Verdauungsbeschwerden, zur Blutdrucksenkung und bei Husten und Heiserkeit genutzt. Die Wirkung der Bärenklauwurzel soll vergleichbar sein mit der Ginsengwurzel.

INHALTSSTOFFE: bis zu 10 % Zucker, Bitterstoffe, Carotinoide, Eiweiß, Eisen, Kalium, Calcium, Magnesium, ätherische Öle mit Furocumarinen

ANWENDUNGSGEBIETE: Verdauungsbeschwerden, Bluthochdruck, Husten, Heiserkeit, Nervenerkrankungen, Kopfschmerzen, allgemeines Stärkungsmittel

REZEPTE

Wiesen-Bärenklau
Heracleum sphondylium

WIESEN-BÄRENKLAU-TEE BEI VERDAUUNGSSTÖRUNGEN UND ZUR STÄRKUNG:

1 EL geschnittene Blätter mit 200 ml kochendem Wasser überbrühen, 5 Minuten ziehen lassen. 1–2 Tassen täglich davon trinken. Bei einer Einnahme von Wiesen-Bärenklau sollte auf Sonnenbäder und intensive UV-Bestrahlung verzichtet werden.

BÄRENKLAU-APHRODISIAKUM:

1 TL der pulverisierten Wurzel pro Tag einnehmen, zusätzlich 2 Handvoll frische Blätter und geschnittene Wurzel mit 1000 ml heißem Wasser übergießen und 5 Minuten ziehen lassen, abseihen und auf ca. 38°C abkühlen lassen, 2-mal täglich Hände und Füße darin baden.

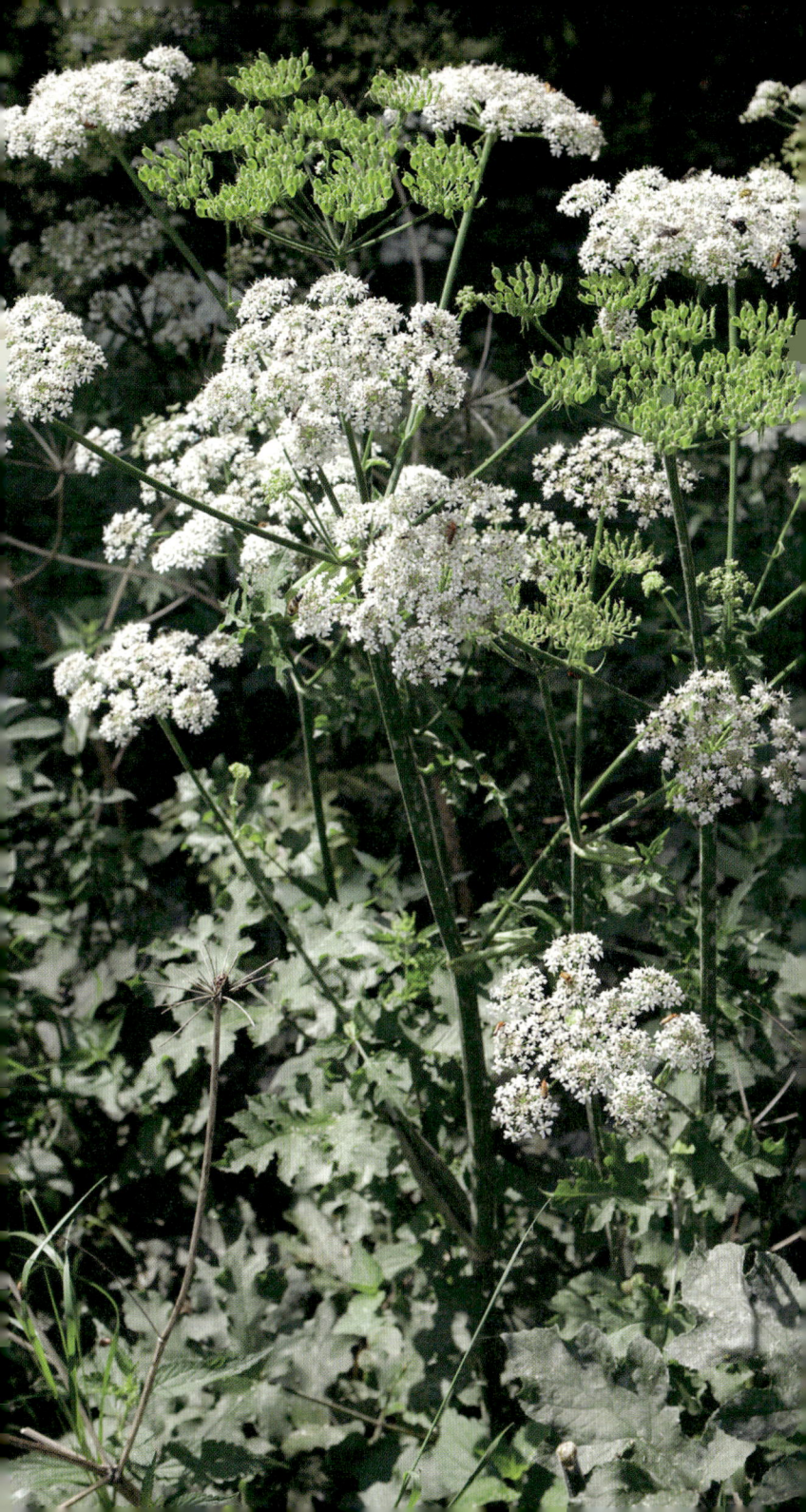

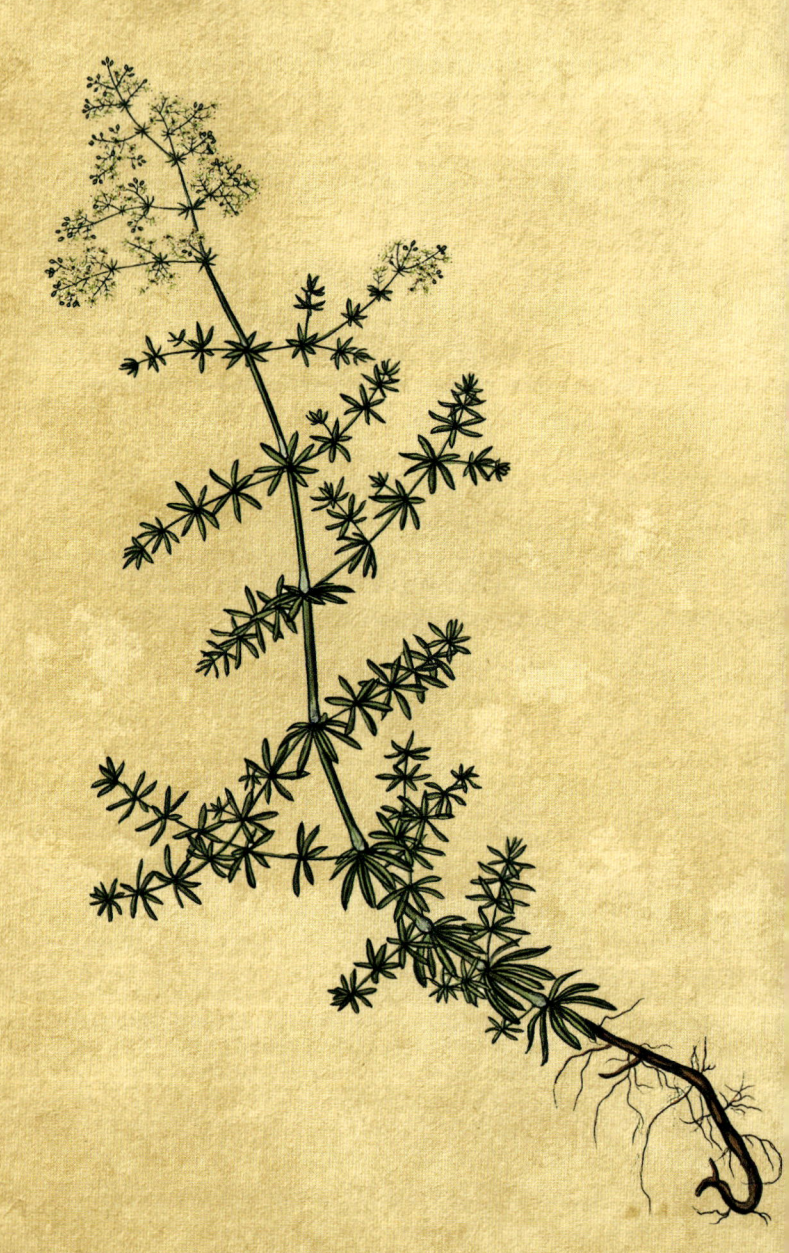

WIESEN-LABKRAUT

Galium mollugo

Das Wiesen-Labkraut bevorzugt nährstoffreichen Lehmboden und ist auf Wiesen, an Wegrändern, in lichten Wäldern und Gärten beheimatet. Die mehrjährige Pflanze kann eine Höhe von fast 1 m erreichen. Der Labkrautstängel ist kantig und zeigt Kränze aus sechs bis acht schmalen Blättern. Es ähnelt dem zur gleichen Gattung gehörenden Waldmeister. Die Blütezeit reicht von Mai bis September. Die weißen Blüten duften intensiv nach Honig. Den Familiennamen „Rötegewächse" erhielt das Labkraut durch den roten Farbstoff in der Wurzel, mit dem früher Wolle rot gefärbt wurde. Wiesen-Labkraut enthält Labferment, welches Milch zum Gerinnen bringt. Daher soll es zur Käseerzeugung verwendet worden sein.

Das Wildkraut steht fast das ganze Jahr zur Verfügung. Selbst unter einer Schneedecke findet man kleine Pflanzen. Blätter wie Stängel lassen sich zu Gemüsegerichten verarbeiten und sind auch für Salate und Smoothies geeignet. Der Geschmack ist sehr mild und erinnert an Kopfsalat.

In der Naturheilkunde verwendet man das Wiesen-Labkraut als Tee. Bei Erkrankungen der Niere und Blase wird die harntreibende Wirkung genutzt. Es wird außerdem zur Entschlackung über die Lymphe verwendet. Durch den Kieselsäuregehalt hilft das Wiesen-Labkraut auch bei Haut- und Haarproblemen. Der Frischpflanzenpresssaft wird begleitend bei Krebserkrankungen empfohlen. Als homöopathisches Heilmittel (z. B. Galium-Heel N) wird das Wiesen-Labkraut bei Geschwülsten, Hauterkrankungen oder Ödemen angewendet.

INHALTSSTOFFE: Glykoside, Cumarine, Kieselsäure, Gerbstoffe, ätherisches Öl

ANWENDUNGSGEBIETE: Anregung der Nierentätigkeit, Nierensteine, Lymphstau, Ekzeme, Geschwüre, Krebserkrankungen

REZEPTE

Wiesen-Labkraut
Galium mollugo

LABKRAUTTEE ZUM ANREGEN DES LYMPHFLUSSES UND DER NIERENTÄTIGKEIT:

1 gehäufter TL Labkraut mit 200 ml kochendem Wasser überbrühen, 5 Minuten ziehen lassen. Kurmäßig 3 Wochen lang 3 Tassen pro Tag trinken.

FRISCHPRESSSAFT BEI AKNE, KRAMPFADERN, WUNDEN, GESCHWÜREN UND VERBRENNUNGEN:

Frisches Labkraut waschen und mit der Zentrifuge entsaften. Zum schnelleren Abheilen Aknepickel mit dem Saft betupfen. Krampfadern, Wunden oder Geschwüre mit einem im Frischpresssaft getränkten Tuch umwickeln.

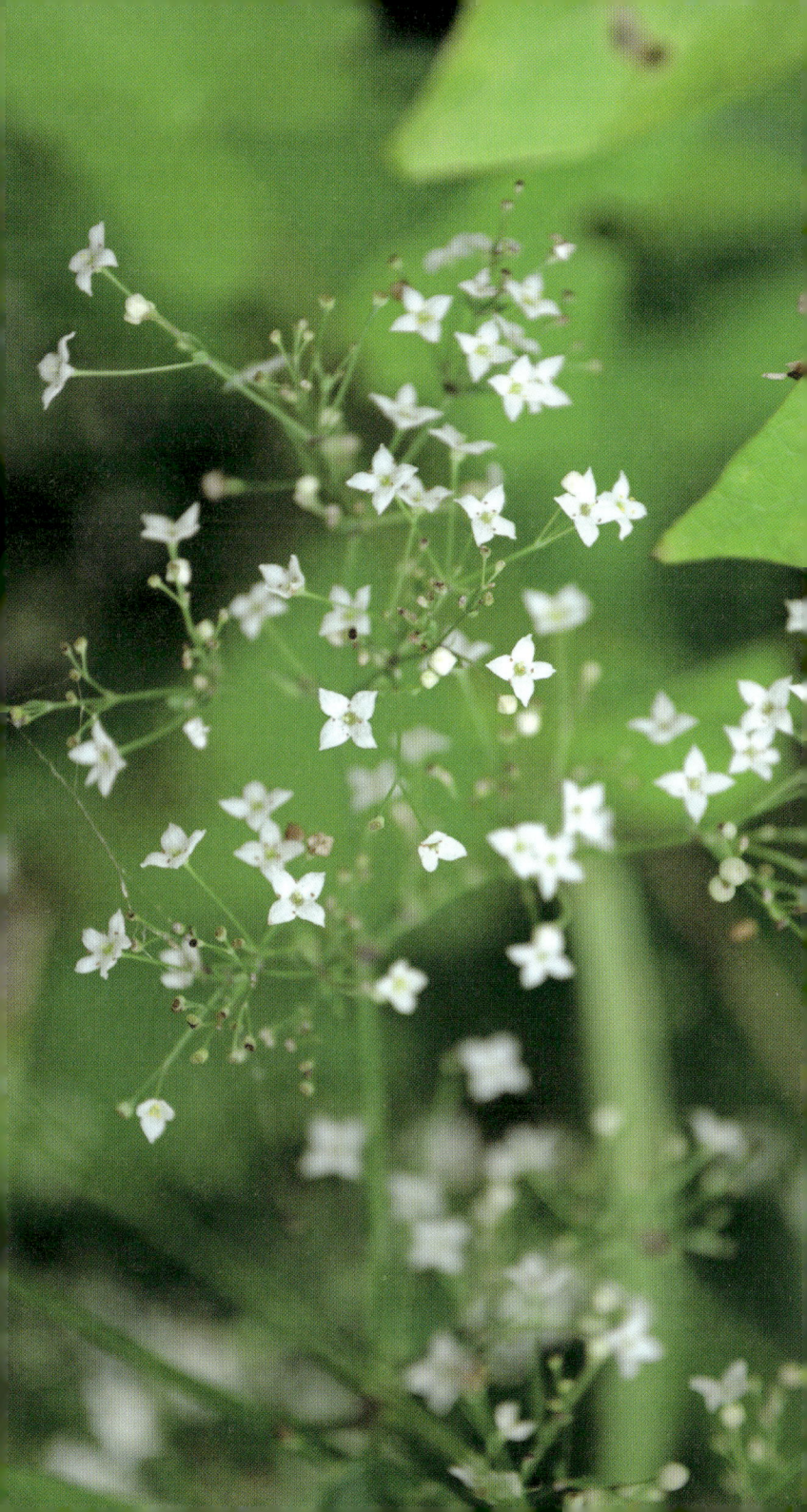

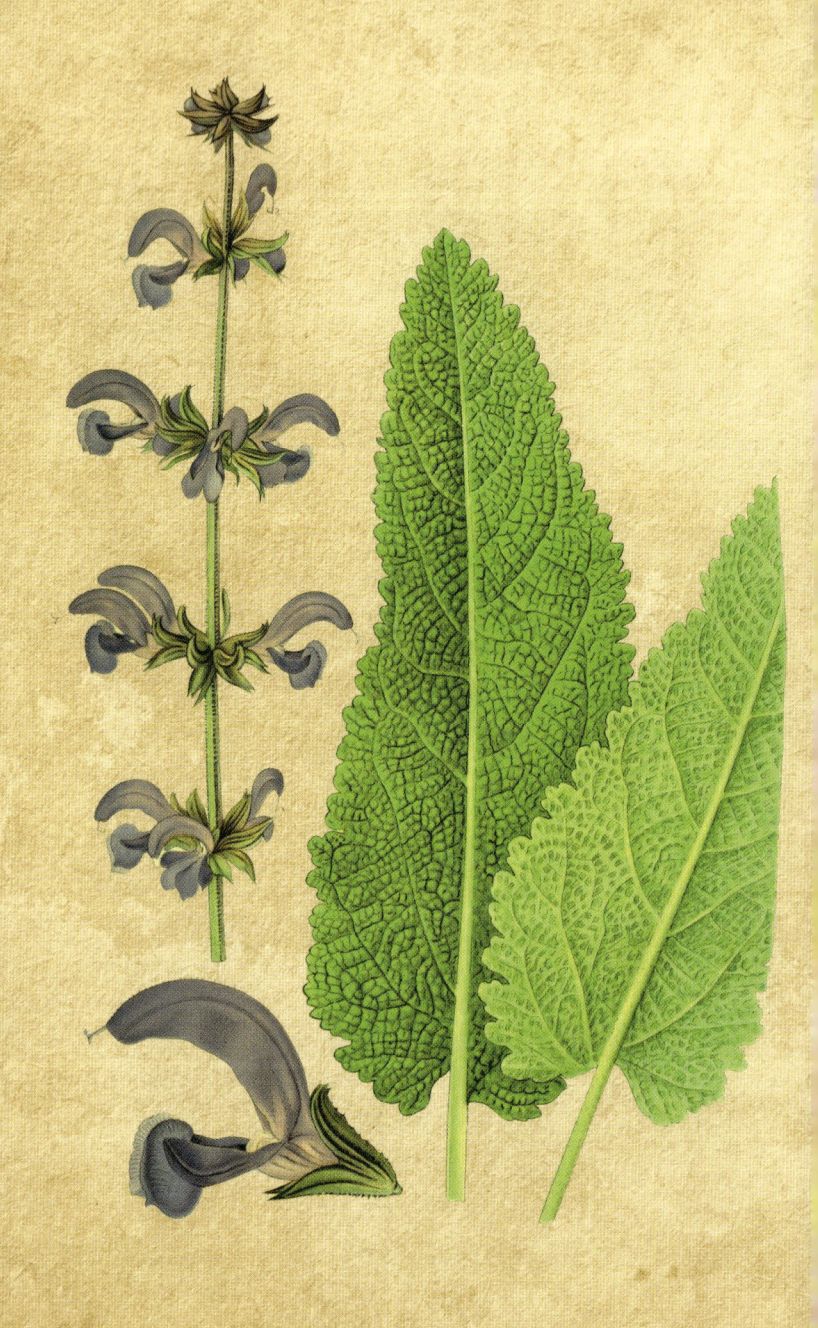

WIESENSALBEI
Salvia pratensis

Der zur Familie der Lippenblütler gehörenden Wiesensalbei ist eine mehrjährige bis zu 60 cm hohe Pflanze. Er ist durch eine bis zu 1 m lange Pfahlwurzel fest in der Erde verankert und kann so längere Trockenperioden gut überstehen. Er bevorzugt lichte Standorte wie kalkhaltige Wiesen und Böschungen. Aufgrund des Rückgangs der Wild- bzw. Magerwiesen zählt der Wiesensalbei zu den gefährdeten Wildkräutern.

Vor der Blüte erscheint eine bodennahe Blattrosette mit bis zu 10 cm langen, runzeligen und langgestielten Blättern. Die aufrecht wachsenden Blütenstängel sind vierkantig. Die Blütezeit beginnt Mitte Mai und dauert bis in den August. Leuchtend blauviolett sind die Blüten des Wiesensalbeis.

Aufgrund des aromatischen Geschmacks lassen sich alle Teile der Pflanze in der Küche verwenden. Der bis Juni sehr saftige Stängel ergibt ausgepresst einen leckeren süßen Saft. Die Blätter und Triebspitzen können in Salate, Kräuterquark, Saucen oder Suppen gegeben werden. Die Blüten sind eine hübsche essbare Dekoration.

Die Anwendungsgebiete des Wiesensalbeis sind ähnlich wie beim Echten Salbei. So wirkt er ebenfalls entzündungshemmend und leicht antibakteriell, weshalb er bei Erkrankungen der Atemwege und Verdauungsbeschwerden Anwendung findet. Auch bei Hitzewallungen und Menstruationsbeschwerden kann das Wildkraut eingesetzt werden. Bei Zahnfleischentzündungen kann Wiesensalbei-Tee zum Gurgeln verwendet werden.

INHALTSSTOFFE: ätherisches Öl, Flavonoide, östrogenartige Stoffe, Bitterstoffe, Gerbstoffe

ANWENDUNGSGEBIETE: Atemwegserkrankungen, Magen- und Darmbeschwerden, Menstruationsbeschwerden, Wechseljahrsbeschwerden

REZEPTE

Wiesensalbei
Salvia pratensis

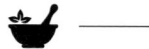

SALBEIESSIG (NACH MARIA TREBEN):

Eine Flasche locker mit Wiesensalbeiblüten füllen, mit Apfelessig auffüllen, sodass alle Blüten bedeckt sind, 2 Wochen in der
Wärme stehen lassen.

Wenn man bei Krankheit längere Zeit das Bett hüten muss,
wirken Einreibungen mit dem Salbeiessig sehr wohltuend und
belebend. Der Salbeiessig kann auch nach dem Duschen in die
Haut eingerieben werden. Dies strafft und belebt die Haut.

WIESENSALBEIMILCH BEI HUSTEN:

1–2 EL Blüten und Blätter vom Wiesensalbei, 0,5 l Milch, Hafer-
oder Mandelmilch. Blüten und Blätter klein schneiden. Milch
zum Kochen bringen. Wiesensalbei hineingeben. 10 Minuten
ziehen lassen, abseihen. Nach Geschmack mit Honig süßen.
Schluckweise trinken.

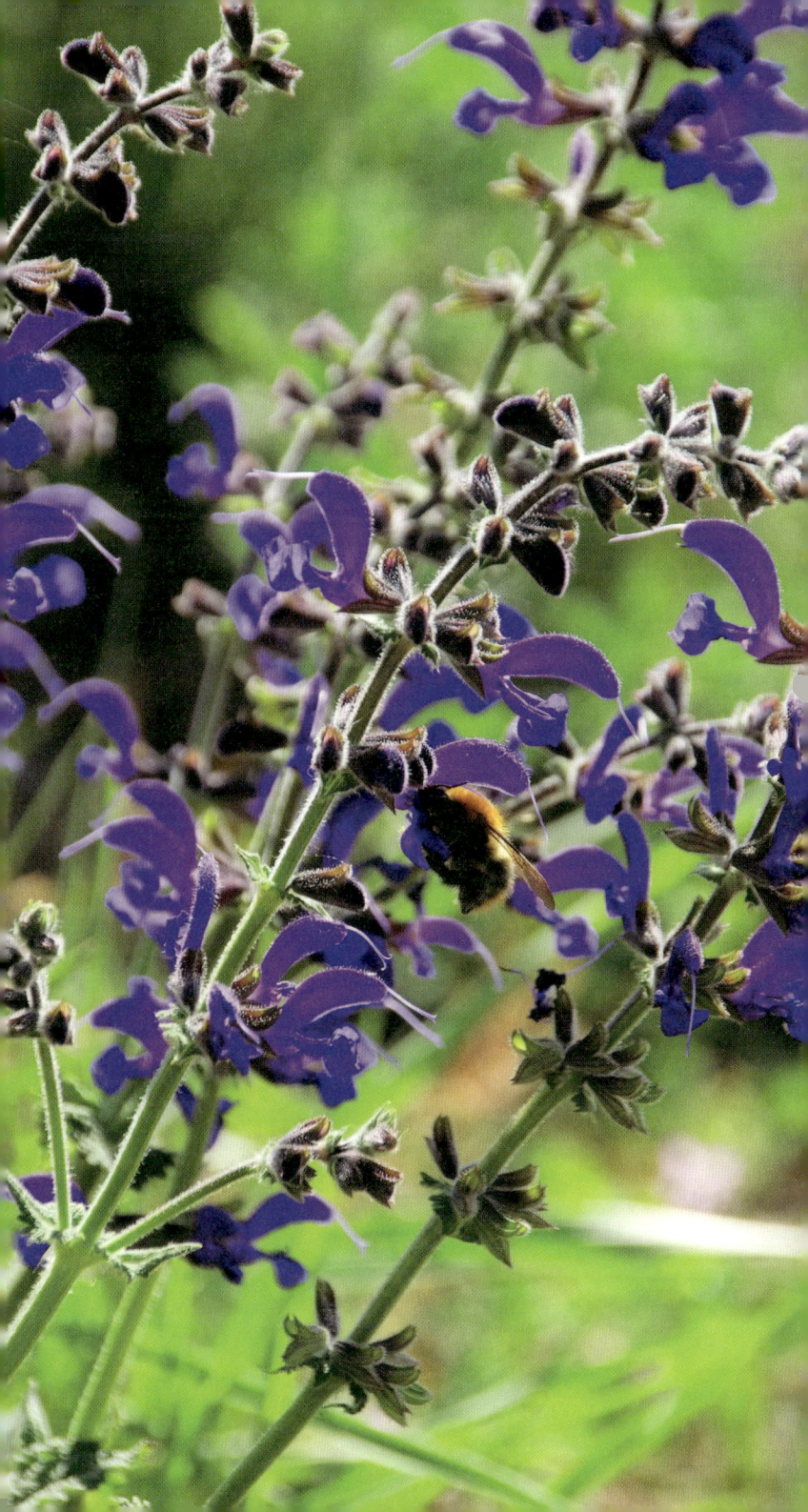

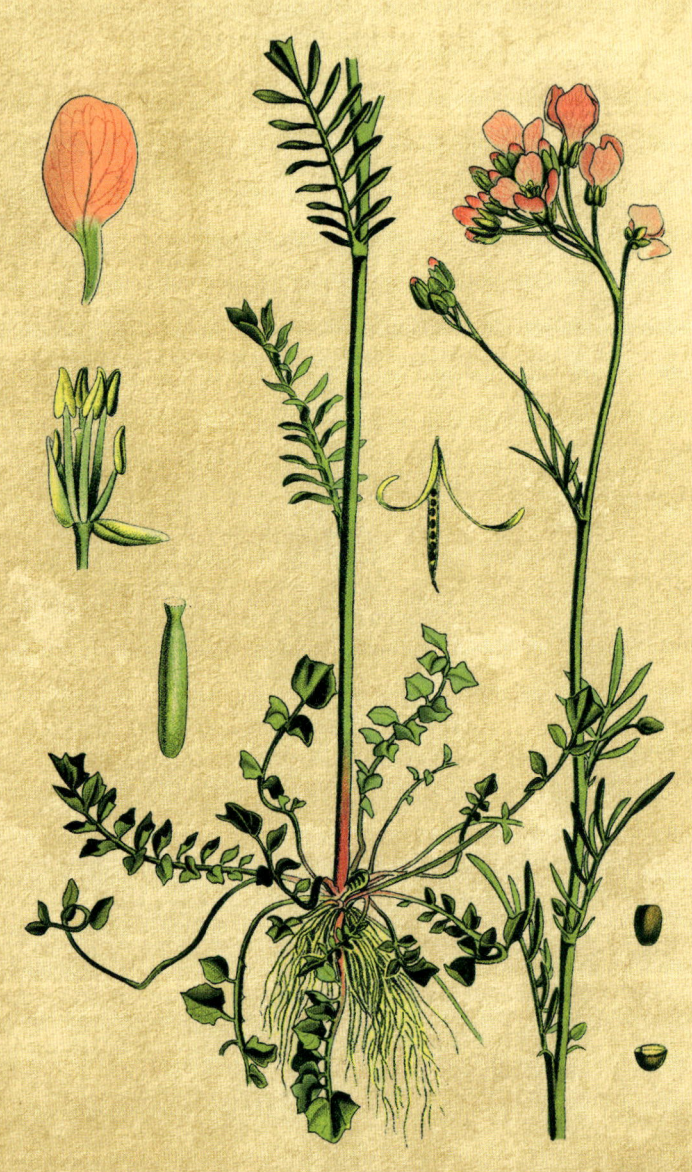

WIESENSCHAUMKRAUT

Cardamine pratensis

Das Wiesenschaumkraut zählt zu den Kreuzblütlern und wächst bevorzugt an feuchten Standorten wie Wiesen oder Waldlichtungen. Ihren Namen erhielt die Pflanze, weil sie die wichtigste Futterpflanze der Schaumzikade ist. Das Insekt ernährt sich nicht nur von ihrem Pflanzensaft, sondern die Zikade baut daraus auch ein Nest aus Schaumbläschen, in das sie ihre Eier legt. Das Wiesenschaumkraut ist daneben auch für die Raupen des Apollofalters eine wichtige Futterpflanze. Gelegentlich findet man es in Gärten als Zierpflanze.

Die Pflanze wird bis 30 cm hoch und entwickelt hübsche weiße bis violette Blüten, die in Scheindolden stehen.

Man erntet das Kraut zu Beginn der Blütezeit im Frühling, es kann zu Heilzwecken oder als frische Salatzutat verwendet werden.

Wiesenschaumkraut regt den Stoffwechsel an, auch die Tätigkeit von Leber und Nieren wird durch die Pflanze angekurbelt. Sie wirkt blutreinigend, stärkend und entzündungshemmend. Damit eignet sie sich gut für eine Frühjahrskur.

In der Volksmedizin wird Wiesenschaumkraut traditionell bei Rheuma und anderen schmerzhaften Erkrankungen eingesetzt.

Da es bei Überdosierung die Nieren und den Magen reizen kann, sollte man es zurückhaltend dosieren.

INHALTSSTOFFE: Bitterstoffe, Vitamine, Mineralstoffe, Senfölglykoside, Gerbstoffe

ANWENDUNGSGEBIETE: Rheuma, Frühjahrskur, Schmerzen

REZEPTE

Wiesenschaumkraut
Cardamine pratensis

BLUTREINIGENDER WIESENSCHAUMKRAUTTEE:

2 gehäufte TL mit 250 ml kochendem Wasser übergießen, 10 Minuten ziehen lassen. 2–3 mal täglich 1 Tasse. Blutreinigende Tees sollten über längere Zeit im Wechsel eingenommen werden, um eine ausreichende Ansprechbarkeit zu erreichen. Weitere blutreinigende Kräuter sind Birke, Brennnessel, Löwenzahn, Große Klette, Sauerdorn, Quecke, Schafgarbe und Stiefmütterchen.

PRESSSAFT:

Frisches Kraut in eine Zentrifuge oder ein Tuch geben und auspressen. 2-mal täglich 1 EL einnehmen.

NEUNKRÄUTERSUPPE:

Im ersten Grün, das nach der langen Winterzeit sprießt, stecken große Kräfte. Aus den ersten Frühlingskräutern kann eine gesunde und kräftigende Suppe zubereitet werden. In diese Suppe kommen neun Kräuter, die gerade frisch zur Verfügung stehen: Gänseblümchen, Brennnessel, Giersch, Löwenzahn, Spitzwegerich, Schafgarbe, Vogelmiere, Sauerampfer, Kresse, Bärlauch, Wiesenschaumkraut und Holunderspitzen. Die zerkleinerten Kräuter in einem guten Öl andünsten, mit Gemüsebrühe ablöschen und einige Minuten köcheln lassen. Danach mit Sauerrahm, Muskatnuss sowie Salz und Pfeffer nach Belieben abschmecken.

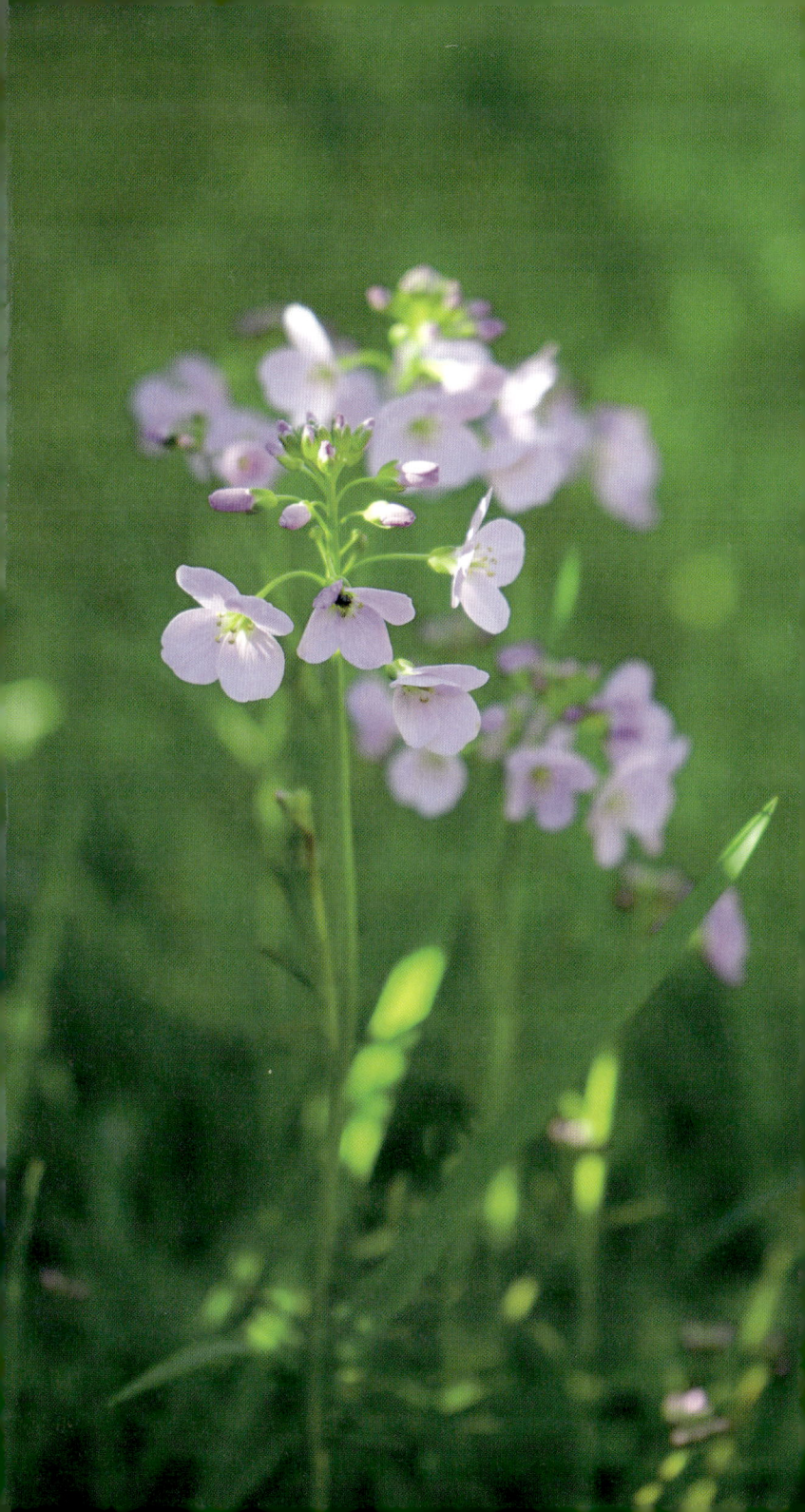

WARNHINWEIS UND HAFTUNGSAUSSCHLUSS

Die angegebenen Pflanzenporträts, Rezepte und Gesundheitshinweise ersparen in keinem Fall den Besuch beim Arzt oder Heilpraktiker. Jeder Anwender muss sich vor der Einnahme eines Heilmittels über Gegenanzeigen, Nebenwirkungen und mögliche Allergien informieren und einen Arzt oder Heilpraktiker konsultieren.
Die Autoren und der Verlag übernehmen keinerlei Garantie für den Heilerfolg oder die Verträglichkeit der Rezepte. Bitte beachten Sie alle Warnhinweise, besonders die für schwangere Frauen und Kinder. Schwangere Frauen und Kinder dürfen ausschließlich unter Aufsicht eines Arztes oder Therapeuten behandelt werden.

Die aufgeführten Pflanzenporträts, Rezepte und Behandlungshinweise verstehen sich ausschließlich als Beispiele. Die Einnahme der Heilmittel oder Rezepturen geschieht auf eigene Verantwortung und ist im Einzelfall sorgfältig abzuwägen. Alle Informationen sind nach bestem Wissen und Gewissen überprüft, dennoch übernehmen die Autoren und der Verlag keinerlei Haftung für Schäden irgendeiner Art, die sich direkt oder indirekt aus dem Gebrauch der Rezepturen und des Buches ergeben.

Dieses Buch ersetzt kein botanisches Bestimmungsbuch.

Die Texte im Buch stammen von Bernd Pieper (S. 7-13), Annette Gude (S. 52, 56, 60, 68, 72, 76, 80, 84, 88, 92, 104, 120, 124, 144, 148, 152) und Karsten Freund. Alle Rezepte stammen von Annette Gude.

QUELLENANGABEN

Bäumler, Siegfried: Heilpflanzenpraxis heute. Urban und Fischer Verlag, München, 2007.
Baur-Müller, Birgit: Westliche Heilpflanzen in der chinesischen Medizin. Springer Verlag, Heidelberg, 2016.
Breindl, Ellen: Das Gesundheitsbuch der Hl. Hildegard v. Bingen. Bassermann, München, 2004.
Frohn, Birgit: Lexikon der Heilpflanzen und ihrer Wirkstoffe. Weltbild, Augsburg, 2007.
Frohne, Dietrich: Heilpflanzenlexikon. Wissenschaftliche Verlagsgesellschaft mbH Stuttgart, 2006.
Hirsch, Siegfried und Grünberg, Felix: Die Kräuter in meinem Garten. Weltbild, Augsburg, 2006.
Puhle, Annekatrin, Trott-Tschepe, Jürgen und Möller, Birgit: Heilpflanzen für die Gesundheit.
Kosmos, Stuttgart, 2013.

BILDNACHWEIS

S. 15 Sylvia Marinova, S. 39 Michael Peter Spalek
© Wikimedia Commons, Rasbak S. 75 / Avjoska S. 87 / Christian Fischer S. 147 / Malina Ivanova S. 20
© Fotolia.com S. 2, 6, 9, 11, 12, 19, 23, 24, 27, 29, 30, 31, 35, 38, 40, 48, 50, 107
© 123rf.com S. 14, 16, 32, 34, 36, 43, 44, 47, 67, 71, 95, 111, 115, 119, 123, 127, 131, 135, 139, 143, 155
© shutterstock.com S. 8, 33, 59, 63, 79, 83, 99, 151
© pixabay.com S. 55, 91, 103, 159
Illustrationen: www.BioLib.de und plantillustrations.org

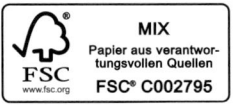

© 2018 Emons Verlag GmbH
Alle Rechte vorbehalten
Konzept, Redaktion und Produktion: Feierabend Unique Books,
peterfeierabend.de
Korrektorat: Alexander Kerkhoffs
Gestaltung: Frank Behrendt, artwork-factory.com
Printed in the EU 2018
Druck und Bindung: Livonia Print, Lettland
ISBN 978-3-7408-0327-8

Der Inhalt dieses Buches wurde auf dem FSC-zertifizierten Papier
GardaPat 13 KIARA des Herstellers Papier Union GmbH gedruckt.

Originalausgabe

Unser Newsletter informiert Sie regelmäßig über Neues von emons:
Kostenlos bestellen unter www.emons-verlag.de